常见病针灸临床丛书

高血压

总主编◎张建斌

主 编◎付 勇

中国健康传媒集团

中国医药科技出版社

内容提要

本书系统阐述了针灸如何治疗高血压。在中医学对高血压的认识中，从病因病机、辨证分型等方面进行梳理及总结，同时概述了高血压的诊疗流程。在针灸临床方面，归纳了高血压的诊治规律与疗效特点。机制方面，从神经内分泌、免疫、心理等角度进行分析。最后概述高血压人群的日常健康管理。

本书适合针灸、中医临床医务人员、教育工作者及学生阅读使用，也可供中医学研究人员及爱好者参阅。

图书在版编目（CIP）数据

高血压 / 付勇主编 . —北京：中国医药科技出版社，2023.12
（常见病针灸临床丛书）
ISBN 978-7-5214-4422-3

Ⅰ.①高…　Ⅱ.①付…　Ⅲ.①高血压－针灸疗法　Ⅳ.① R246.144.1

中国国家版本馆CIP数据核字（2024）第004335号

美术编辑　陈君杞
版式设计　南博文化

出版　**中国健康传媒集团**｜中国医药科技出版社
地址　北京市海淀区文慧园北路甲22号
邮编　100082
电话　发行：010-62227427　邮购：010-62236938
网址　www.cmstp.com
规格　710×1000mm $^1/_{16}$
印张　5 $^1/_2$
字数　93千字
版次　2024年2月第1版
印次　2024年2月第1次印刷
印刷　北京侨友印刷有限公司
经销　全国各地新华书店
书号　ISBN 978-7-5214-4422-3
定价　**36.00元**

获取新书信息、投稿、为图书纠错，请扫码联系我们。

《常见病针灸临床丛书》
编委会

总主编　张建斌

主　编　黄凯裕　梁　爽　郑　美　薛　宁　佘延芬
　　　　　梁凤霞　马晓芃　刘　赟　莫　倩　王欣君
　　　　　李　晗　马　辉　蒋亚文　刘兰英　粟胜勇
　　　　　付　勇　陆梦江　邹洋洋　徐修竹　许林玲
　　　　　熊嘉玮　金　洵　徐天舒　韦　丹　洒玉萍

编　委　许　骞　陆成轩　郝晓慧　龚　瑞　孙　霞
　　　　　芦　芸　夏　星　刘力源　还　涵　陈　豪
　　　　　范玺胜　魏盼盼　张明健　陈　丽　王雅媛
　　　　　卢　威　杨姝瑞　余辕耕　易　璇　唐　倩
　　　　　肖　敏　康文武　周钰点　黄湘茜　杨延婷
　　　　　杨　光　赵　越　卢云琼　郭潇聪　孔谐和
　　　　　邹月兰　王雪君　刘　力　季红健　丁　敏
　　　　　任思秀　杨　硕　黄　宇　周雪松　伍先明
　　　　　漆双进　黄小芹　何　婷　支　娜　郑允浩
　　　　　冒金锋　张双双　王　娟　张建明　吴辛甜
　　　　　郑　涵　谢　静　卢梦叶　顾　是　魏春玲
　　　　　沈天益　杨永超　周　昊　顾　纯　戴琳俊
　　　　　褚　红　高　洁　黄宋余　罗　莹　李　威
　　　　　马奇翰　马天翼　马智佳　吉玲玲　欧阳八四
　　　　　吴勤娟　王　卫　王保丹　杨海洲　赵建玲

张国栋　张　音　罗家麒　赵舒梅　张　聪

赵舒梅　徐　静　刘科辰　覃美相　蔡慧倩

张　熙　林欣颖　潘珊娜　林媛媛　周娟娟

李琳慧　章　甜　刘　慧　刘金鹏　金传阳

李　浩　陆　露　叶菁菁　薛　亮　胡光勇

王应越　王　亮　朱金亚　周　翔　赵峥睿

熊先亭　王毕琴　马罕怿　强　晟　朱德淳

贡妍婷　裴梦莹　赵瑞瑞　李乔乔　谢　韬昌

罗　楚　叶儒琳　王耀帅　朱世鹏　张新昌

李　明　王玉娟　武九龙　黄　伟　陈　霞

彭延辉　郭林曳　秦公顺　曾玉娇　詹明明

李梦雪　武　娟　赵协慧

本书编委会

主　编　付　勇
副主编　章海凤　周娟娟　李琳慧
编　委　章　甜　刘　慧　刘金鹏

□ 序

    针灸是源自中国古代的一门系统学问：利用特定的工具，在人体体表特定部位进行施术，产生一定的效应，以达到防病治病的目的，并在长期的临床实践中，形成了独特的理论体系和学术框架。

    《黄帝内经》时代，针灸理论构建逐渐完善，包括九针形制、操作和应用，脏腑经络和五体身形，溪谷骨空和气府明堂，疾病虚实和针灸补泻等。公元256~260年间，皇甫谧编撰《针灸甲乙经》，从基础到临床，系统整理了针灸学知识、理论和临床应用，构建了针灸学科体系。此后，针灸学术一直在自己固有的轨道上发展和进步。直到清末民初，伴随着西学东渐的逐渐深入，在东西方文化交互辉映和碰撞下，针灸学术的发展轨迹，已经呈现出多流并进、百花齐放的特点。尤其是20世纪70年代以来，针灸在世界各地广泛传播，针灸学术更是进入了一个多元化发展的新时代。

    当代针灸医学蓬勃发展，其学术视野也越来越宽广，无论是基础理论，还是临床应用，都是古代针灸学术所无法比拟的。当今的针灸学术，主要有以下几个特征。

    1.广泛应用于世界各地。针灸在南北朝时期就已经传到周边的朝鲜、日本等，近几个世纪间断性地在欧洲也有零星传播，但是直到20世纪70年代初，才开始有了世界范围内的广泛传播。针灸的跨文化传播，在异域也出现了从学理到应用的不同理解和差异化变革。

    2.工具先进，微创、无痛、数据化。针灸工具，古代有"九针"之说，当代不仅有"新九针"、揿针、杵针、浮针等新型针具，还有利用声电光磁等可量化物理参数的新型针灸器具，基于生物传感和人工智能的针灸器具也在孕育中。

    3.技术进步，操作精细、精准化。针灸操作技术的应用和描述，相对于古代也有了长足的进步，"针灸技术操作规范"国家标准也陆续发布。尤其是在操作目标的部位和结构层次上更加精细、精准，在操作流程上也更加合理和规范，

4.迎接临床新问题和新挑战。与古代主要关注临床证候不同，当代针灸临床实践中还面临着诸多新问题、新挑战。大量基于临床医学病症分类和认知的疾病，在古代医籍文献中没有直接记载和描述，需要当代临床以"针灸学"视角重新再认识，如高血压、高脂血症、糖尿病等；还有一些临床新问题，如围手术期诸症、抑郁症和焦虑症、免疫性疾病、戒断综合征等，需要在实践中探索。

5.临床疗效规律越来越清晰。自2005年有了第一份基于循证模式的针灸临床研究报告以来，近年来开展的针灸治疗便秘、压力性尿失禁、围绝经期综合征等临床多中心大样本研究，取得了较可靠的研究结果，在国内外产生了较大的影响。基于针灸临床特点的方法学研究也受到重视，并出现了专门团队和组织。

6.机制和原理逐渐清晰。尽管还不能完全从现代生命科学和生物医学的角度揭示针灸作用机制，但是随着经穴特异性、穴位敏化、穴位配伍研究深入，针灸作用的神经–内分泌–免疫网络调节机制也逐渐清晰。

应该说，针灸医学的内涵，需要在一个新起点上重新理解、重新诠释。当代针灸临床适用性不断扩大，诊治病种范围越来越宽泛，操作技术也越来越精准，临床疗效观察和评估也越来越严格，部分现代原理和机制逐渐阐明。因此，基于当代临床实践的回顾、思考和展望，更加显得迫切和需要。《常见病针灸临床丛书》，即是响应这一时代的需求。

在当今的话语体系下，选择针灸临床的常见病、多发病，梳理、借鉴古今医家经验，总结近现代临床实践和疗效规律，阐述必要的作用机制和原理，在针灸学术史上作一个短暂的思索，给未来一个更加广阔的空间，即是本丛书的初心。

张建斌

2023年6月

目录

第一章　高血压病概述 ··· 1

　　第一节　概念 ··· 1

　　　　一、血压形成机制及影响因素 ··· 1

　　　　二、高血压病危险因素 ··· 2

　　　　三、高血压病发病机制 ··· 4

　　　　四、高血压病临床表现及体征 ··· 4

　　　　五、高血压病的诊断及分类分层 ······································· 5

　　　　六、高血压病的危害 ··· 6

　　第二节　流行病学 ··· 8

第二章　中医学对高血压病的认识 ··· 10

　　第一节　病名 ··· 10

　　第二节　高血压病中医病因 ··· 11

　　第三节　高血压病中医病机 ··· 12

　　第四节　辨证分型 ··· 13

　　　　一、《中药新药治疗原发性高血压的临床研究指导原则》辨证分型 ········· 14

　　　　二、《中医循证临床实践指南——中医内科》辨证分型 ··················· 14

　　　　三、《高血压中医诊疗指南》辨证分型 ································· 15

第三章　西医学对高血压病的认识 ··· 17

　　第一节　发病机制 ··· 17

　　　　一、交感神经系统亢进 ··· 17

　　　　二、肾素-血管紧张素-醛固酮系统激活 ································· 18

　　　　三、血管内皮功能异常 ··· 18

四、其他机制 ······ 18

第二节 诊治流程 ······ 19

一、高血压病治疗原则 ······ 19

二、高血压病治疗目标 ······ 20

三、高血压病诊断评估 ······ 20

四、高血压病降压药推荐 ······ 21

五、高血压病非药物治疗 ······ 22

第四章 针灸治疗高血压病的临床经验及研究进展 ······ 24

第一节 针灸治疗高血压病的古代经验（西汉至清末） ······ 24

一、针灸疗法 ······ 24

二、穴位贴敷 ······ 27

三、刺血疗法 ······ 28

四、其他疗法 ······ 28

第二节 针灸治疗高血压病的近现代研究进展 ······ 29

一、针刺治疗 ······ 29

二、艾灸治疗 ······ 42

三、温针灸 ······ 45

四、穴位贴敷 ······ 46

五、刺血疗法 ······ 47

六、联合疗法 ······ 47

第五章 针灸治疗高血压病的疗效特点与规律 ······ 52

第一节 针灸疗效特点 ······ 52

第二节 经络腧穴规律 ······ 55

第三节 补泻手法研究 ······ 57

第六章 针灸治疗高血压病的机制研究 ······ 59

第一节 针灸抑制交感神经系统激活 ······ 59

第二节 针灸抑制RAAS激活 ······ 60

第三节 针灸调节血管内皮功能 ……………………………………… 61

第四节 其他机制 ……………………………………………………… 61

    一、针灸改善胰岛素抵抗 ………………………………………… 61

    二、针灸调节免疫系统 …………………………………………… 62

第七章 针灸对难治性高血压的防治 ……………………… 63

第一节 难治性高血压定义与流行病学 …………………………… 63

第二节 难治性高血压病因及发病机制 …………………………… 64

第三节 难治性高血压的治疗 ……………………………………… 65

    一、药物治疗 ……………………………………………………… 65

    二、有创介入治疗 ………………………………………………… 66

    三、中医药治疗 …………………………………………………… 66

    四、生活方式干预 ………………………………………………… 68

第八章 高血压病的日常管理与护理 ……………………… 69

第一节 开展高血压病健康知识普及 ……………………………… 69

    一、定时监测血压宣教 …………………………………………… 69

    二、高血压病用药宣教 …………………………………………… 70

第二节 改善生活方式 ……………………………………………… 71

    一、调整情绪 ……………………………………………………… 72

    二、合理饮食 ……………………………………………………… 72

    三、适度运动 ……………………………………………………… 73

    四、中医其他特色疗法 …………………………………………… 73

参考文献 ……………………………………………………………… 75

第一节 概 念

高血压病是指以动脉收缩压和（或）舒张压增高，常伴有心、脑、肾和视网膜等器官功能性或器质性改变为特征的全身性疾病。目前临床上可分为原发性高血压（Primary Hypertension，PH）和继发性高血压（Secondary Hypertension，SH）。原发性高血压占高血压病人群总数的90%以上，是我国常见的高血压疾病类型；继发性高血压常继发于脑部外伤、肾血管病变、原发性醛固酮增多症、嗜铬细胞瘤等疾病，临床治疗难度大、效果差，占高血压病患者人群的5%~10%。

一、血压形成机制及影响因素

血压是指血液对血管壁的侧压力，可分为动脉血压、毛细血管血压和静脉血压，而血压常指动脉血压，以毫米汞柱（mmHg）或千帕（kPa）（1kPa=7.5mmHg）作为测定单位。血液之所以能循环，即从大动脉流向小动脉、毛细血管、小静脉和大静脉，是因为血管之间存在着递减性的血压差。

影响血压形成的主要因素有：心脏收缩动力和血液流动阻力的相互作用。动脉压力是心脏收缩射血直接作用到血管壁上产生的，如果心跳停止，就不能形成血压。流动阻力的产生是由于血流流经血管，尤其是流经微小动脉时，血液成分各物质之间和血液对血管壁之间摩擦产生的，这样的阻力可以很大。动脉血压的产生是由于心脏每次收缩射入大动脉的血液不能全部迅速通过小动脉，一部分潴留在动脉系统内，充盈和压迫管壁形成，其次循环血量及大血管壁弹性也是影响血压形成的重要因素。循环血量不足时，血管壁塌陷，则容易出现失血性休克，出血量过大，有效血容量不足等情况导致血压降低，或肾脏不能及时把多余的盐分和水分从体内排出，血管过度充盈，血压也会相应升高。心脏收缩时，推动血液到动脉，射出的血量越多，对动脉壁的压力也就越大，收缩压也就随之升高，而当心脏舒张时，大动脉有弹性回缩作用使人体维持相对稳定的舒张压。

心脏收缩射血时，动脉血压迅速升高，在心脏收缩中期，血压上升达到的最高值称为收缩压（高压）；当心脏舒张时，动脉血压便迅速下降，在心脏舒张末期，血压下降所达到的最低值称为舒张压（低压）。收缩压与舒张压之差称为脉搏压（简称脉压），正常人为30~40mmHg。一个心动周期中，各瞬间血压的平均值称为平均动脉压。它是在一个心动周期内持续地推动血液向前流动的平均推动力（平均动脉压=舒张压+1/3脉压）。平均动脉压能更精确地反映心脏和血管的功能状态。正常人左右臂、上下肢的血压也并不完全相同，通常右臂比左臂血压高5~10mmHg，下肢比上肢高20~40mmHg。

二、高血压病危险因素

高血压病病因至今未明，目前普遍认为其是在一定的遗传易感性基础上与多种危险因素共同作用的结果。高血压病危险因素包括遗传因素、肥胖、饮食等多方面。在临床实践中发现，影响高血压病的多种危险因素常同时出现，这在我国人群中普遍存在，而血压水平则会随着危险因素的数目增加和严重程度加深而呈现出逐渐升高的趋势。

1.遗传

遗传因素在高血压病发病中起着重要的作用。高血压病发病有遗传倾向，与无高血压家族史者的血压水平相比，有高血压家族史者的高血压患病率明显升高，而父母双亲均有高血压史者的高血压患病率约是无家族史者的2倍。

2.肥胖

肥胖也是影响高血压病发病的一个重要原因。科学家在超重、肥胖与高血压病发病方面发现，相较于体重正常组，超重组和肥胖组的高血压病发病风险更高，约是正常人群的1.16~1.28倍。通过对高血压病患者进行体重指数（Body Mass Index，BMI）和中心性肥胖指标与高血压的患病风险研究，发现BMI和中心肥胖指标与高血压病的患病风险呈正相关，可以将BMI和中心性肥胖指标作为临床诊断高血压病患病风险的切入点，临床诊断价值高。

3.膳食

高钠饮食是影响我国人群高血压病发病的一个重要因素。有学者通过采用多阶段分层整群随机抽样方法，对35~74岁的居民进行调查发现，高钠饮食组患有高血压病的风险为非高钠饮食组的1.5倍。进一步研究发现，将高血压病患者每天的食盐摄入量由9~12g减少至5~6g，其降压效果等价于单独服用降压药的降压效果。

4.饮酒

过量饮酒可增加血压升高的风险，人群高血压患病率与其饮酒量呈正相关。男性与女性饮酒时高血压的变化规律不全相同，随着酒精摄入量的逐渐增加，男性高血压患病率未出现规律性变化，但饮酒组的高血压患病率高于不饮酒组；女性高血压的变化规律则呈现为另一种趋势，当女性居民每日酒精摄入量低于15g时，高血压患病率最低，而随后则会呈现逐渐升高的趋势且血压上升幅度随着饮酒量增加而增大。

5.吸烟

吸烟可导致血压升高、心率加快，吸烟者的收缩压和舒张压均明显高于不吸烟者。吸烟与舒张压、收缩压及血压分级有着显著的相关关系，吸烟可增加高血压病的患病风险，且暴露于空气中的污染物会增加高血压病的发生风险和心血管疾病的死亡率。

6.精神

心理学上把焦虑、紧张、愤怒、沮丧、悲伤、痛苦等情绪统称为负面情绪。这类情绪会使身体产生不适感，影响工作和生活，甚至危害身心健康。目前有研究发现，负面情绪是对血压影响的关键因素之一，其中符合临床抑郁和焦虑标准的人更易患高血压；相反，乐观情绪与高血压风险呈负相关。值得注意的是，发作性高血压是精神压力相关高血压的特殊类型之一，其病因学上可能涉及到假性嗜铬细胞瘤、恐慌症和换气过度，大部分与虐待史、创伤史或长期严重的精神压力有关，常伴有明显的焦虑、抑郁、恐惧等症状。

除以上危险因素外，高血压病发病的其他危险因素还包括精神压力、失眠及缺乏运动等多方面。

三、高血压病发病机制

高血压病的发病机制至今不甚明确，目前研究主要集中在神经、激素、血管等方面。

1.神经机制

长期过度焦虑、紧张、悲伤等会使大脑神经中枢功能发生变化，继而引发各种神经递质浓度与活性失常，如肾上腺素、去甲肾上腺素、多巴胺等，最终使交感神经兴奋性异常增强，血浆中儿茶酚胺浓度升高引起小动脉收缩增强，引发血压升高。

2.激素机制

肾素-血管紧张素-醛固酮系统（Renin Angiotension Aldosterone System，RAAS）调控血压的机制主要是：血管紧张素原在肾小球入球动脉的球旁细胞分泌的肾素作用下激活后转变为血管紧张素Ⅰ，然后经肺循环中的转换酶转变为血管紧张素Ⅱ，血管紧张素Ⅱ主要通过其受体发挥作用。血管紧张素Ⅱ与血管紧张素Ⅲ受体结合会使血管收缩，肾脏会增加对钠的重吸收，导致血压升高。同时，血管紧张素Ⅱ促进醛固酮的合成，引起水钠潴留，进一步引发血压升高。

3.血管机制

血管内皮细胞可以通过生成一氧化氮、缓激肽、前列腺环素、内皮素等多种活性物质进而调节心血管的功能。当心血管的危险因素增多时，如吸烟、血脂异常、血糖升高等，这些危险因素可使血管内皮细胞功能异常，导致血管炎症反应，影响动脉弹性功能和结构，最终导致血压升高。

4.其他机制

肾脏机制及胰岛素抵抗在高血压发病中占有重要的地位。肾脏机制认为是高盐饮食以及绝对或者相对的肾脏排钠功能减低，增加了全身血容量，激活了自身血流调节机制，致外周血管阻力增加，进而导致血压升高。胰岛素抵抗机制则认为在胰岛素抵抗的基础上，继发胰岛素水平升高，进而通过多种途径促使血压升高。

四、高血压病临床表现及体征

大多数高血压病患者初起时临床症状并不明显，仅在对血压进行测量时发现其高于正常值，或者患者在诊疗心脑等疾病时被发现。高血压病的临床表现大多因人而异，临床常见的症状主要包括头晕、头痛、乏力、干呕、心烦、失眠、胸闷等，也可出现鼻出血、视力模糊等症状。高血压病患者的头痛往往在血压下降后消失，这是典型的高血压性头痛的表现，需要注意的一点是，当患者合并其他原因的头痛，如青光眼、精神焦虑性头痛时，头痛与血压水平关系不大。当降压过度或者直立性低血压时，患者会突然发生严重的头晕。高血压病患者还会出现受累器官损伤的症状，如胸闷、多尿、气短等。当出现高血压危象等危急重症时，患者血压会急剧升高并伴有剧烈头痛、眩晕、呕吐、心悸等症状，甚至出现晕厥，且常导致身体重要器官严重损害，如脑出血等。

高血压病体征在临床中发现比较少。常见的重点检查项目有听诊血管杂音及心脏杂音等。血管杂音听诊中较常见的部位在腰部肋脊处、上腹部脐两侧、背部两侧肋脊角、颈部。多数情况下，血管狭窄、代偿性血流量改变（增多、加快）或者血管不完全阻塞等情况会导致管腔内血流紊乱，从而出现血管杂音，临床常见于主动脉狭窄、粥样斑块阻塞、大动脉炎等疾病。心脏听诊可有主动脉瓣区第二心音亢进、收缩期杂音等。

五、高血压病的诊断及分类分层

高血压病的诊断主要根据诊室测量的血压值，临床通常使用符合计量标准的水银柱血压计或通过国际标准方案认证的上臂式医用电子血压计，测量患者安静休息坐位时右上臂肱动脉血压。在未使用降压药物的情况下，非同日3次测量血压，收缩压（SBP）≥140mmHg和（或）舒张压（DBP）≥90mmHg，SBP≥140mmHg和DBP<90mmHg为单纯收缩期高血压。患者既往有高血压史，目前正在使用降压药物，血压虽然<140/90mmHg，仍应诊断为高血压病。

按血压水平分类，又进一步将高血压分为1级、2级和3级（表1）。

表1　血压水平分类和定义

分类	SBP（mmHg）		DBP（mmHg）
正常血压	<120	和	<80
正常高值	120~139	和（或）	80~89
高血压	≥140	和（或）	≥90
1级高血压（轻度）	140~159	和（或）	90~99
2级高血压（中度）	160~179 和	（或）	100~109
3级高血压（重度）	≥180	和（或）	≥110
单纯收缩期高血压	≥140	和	<90

根据血压水平、心血管危险因素、靶器官损害、临床并发症和糖尿病，进行心血管风险水平分层，分为低危、中危、高危和很高危4个层次，具体见表2。

表2　血压升高患者心血管风险水平分层

其他心血管因素和疾病史	血压（mmHg）			
	S130~139和（或）D85~89	S140~159和（或）D90~99	S160~179和（或）D100~109	S≥180和（或）D≥110
无		低危	中危	高危
1~2个其他危险因素	低危	中危	中/高危	很高危
≥3个其他危险因素，靶器官损害，或CKD3期，无并发症的糖尿病	中/高危	高危	高危	很高危
临床并发症，或CKD≥4期，有并发症的糖尿病	高/很高危	很高危	很高危	很高危

注：CKD：慢性肾脏疾病；S：SBP；D：DBP。

六、高血压病的危害

高血压病最常见的危害是会诱发心脑血管疾病，且其发病率和死亡率日趋增高。长期以来，高血压病普遍存在知晓率低、治疗率低、控制率低的现象。定期测量血压、了解自己的血压状况是十分必要的，如高血压控制不理想，对多个人体脏器均有损害。

1.对心脏血管的损害

高血压病对心脏血管的损害主要是冠状动脉血管，而心脏其他的细小动脉则很少受累。研究认为，由于血压增高，冠状动脉血管张力增加，刺激血管内层下平滑肌细胞增生，使动脉壁弹力蛋白、胶原蛋白及黏多糖增多，血管内膜层和内皮细胞损伤，导致胆固醇和低密度脂蛋白易侵入动脉壁及纤维增生。另外，平滑肌细胞内溶酶体增多，减少了对动脉壁上胆固醇等物质的消除，因此逐渐使冠状动脉发生粥样硬化，此时的冠状动脉狭窄，使供应心肌的血液减少，形成了冠状动脉粥样硬化性心脏病，简称为冠心病，或称缺血性心脏病。

2.对大脑的损害

高血压病对大脑的危害主要是影响脑动脉血管。早期仅有体内的小动脉痉挛，且血管尚无明显器质性改变。若血压持续增高多年，动脉壁由于缺氧，营养不良，动脉内膜通透性增高，血管壁逐渐发生硬化而失去弹性，管腔逐渐狭窄和闭塞。各脏器血管病变程度不一，而脑内小动脉的肌层和外膜均不发达，管壁较薄弱，血管的自动调节功能较差，加上长期的血压增高、精神紧张、降压药物使用不当、血压的剧烈波动引起脑动脉痉挛等因素，都可促使脑血管病的发生。

3.对肾脏的损害

一般情况下，高血压病累及到肾脏是一个比较漫长的过程。病理研究证明，高血压对肾的损害，主要是从细小动脉开始的，初期并无明显的肾器质及功能上的改变。先是肾小动脉出现硬化、狭窄，使肾脏进行性缺血，一些肾单位发生纤维化玻璃样变，而另一些正常的肾单位则代偿性肥大，随着病情的不断发展，肾的表面呈颗粒状，皮层变薄，由于肾单位的不断破坏，肾脏出现萎缩，继而发生肾功能不全并发展为尿毒症。

4.对眼底的损害

高血压病早期，仅有全身细小动脉痉挛，无明显的病理学改变。血压增高持续多年之后，可引起全身细小动脉硬化，管壁增厚、变硬，弹性减退，管腔狭窄。而人体眼底的动脉，基本上反映了人体全身动脉的情况。眼底视网膜动脉病变可作为临床判断高血压病病情程度的重要指标。

5.高血压危象

高血压危象是由于周围小动脉发生暂时性强烈痉挛，导致血压急骤升高而引起的。它常常由于情绪变化、过度疲劳、气候变化、停用降压药或绝经期内分泌功能失调所诱发。发作时收缩压可高达200mmHg，同时心、肾、脑及腹部内脏由于供血不足处于缺血状态，当供给心脏营养和氧气的冠状动脉缺血时，则可发生严重的心绞痛。脑血管痉挛时可有一过性脑缺血，出现半身感觉障碍，一侧肢体活动失灵，一侧面部、唇、舌麻木，流口水，说话困难，视物不清，喝水易呛等。高血压危象时，患者还会出现交感神经兴奋的症状，如剧烈头痛、头晕、恶心、心慌、面色苍白、大量出汗，同时血压继续升高。

高血压危象的症状一般持续几分钟至几小时，最长可达几天，但是发作过后一般不会留下永久性的损伤，如肢体活动不便、失语等症状也可消失。但是高血压危象往往是脑卒中的先兆，严重者可直接危及生命。高血压病患者应避免精神高度紧张、情绪激动，注意劳逸结合，注意坚持用药，遵从医师指导，警惕脑卒中的早期信号。

第二节 流行病学

2015年10月8日在"全国高血压日"大会上，中国高血压联盟秘书长王文教授表示，全国成人高血压患病率已达到25%~30%，高血压病患者高达2.5亿人；每年因心脑血管病死亡350万人，其中50%以上死亡与高血压有关；70%的脑卒中、50%的心脏病发生与高血压有关；高血压医药费每年400亿元，高血压病已经成为重大的公共卫生问题。王文教授指出，不良的生活方式是导致我国人群高血压患病率持续增长的主要因素，如北方人群食盐摄入量及高血压患病率高于南方接近1倍；过量饮酒也会造成高血压患病率的增加，每天饮白酒100g以上的人群，高血压患病率增加50%。肥胖者与正常体重相比较，高血压患病率增加1倍。我国高血压患病人群总体呈现以下特点：脑力劳动者患病率高于体力劳动者；北方地区患病率高于南方地区；城市患病率高于农村；家族史明显，有高血压家族史者患病率高于无高血压家族史者；高盐饮食者患病率高于低盐饮食者；有烟酒嗜好者患病率高于无烟酒嗜好者；身体超重者患病率高于正常体重者；长期从事精神紧张者患病率高于其他工作者。另外，高钠膳食是我国大多数高血压病患者发病的最主要的危险因素。超重和肥胖将成为我国高血压患病率增长的又一重要危险因素。从世界各地区的发病情况看，发达的西方国家的高血压患病率明显高于不发达国家和地区。

2012~2015年我国18岁及以上居民高血压患病粗率为27.9%（标化率23.2%），较以往调查研究显示，高血压患病率总体呈增高的趋势，且患病率随年龄增加而显著提高。另外，青年人群因生活方式改变，高血压发病率也呈逐年上升趋势，亦要引起注意。在该数据中还显示18~24岁、25~34岁、35~44岁的青年高血压患病率分别为4.0%、6.1%、15.0%，男性高于女性，北方高于南方的现象仍存在，但目前差异正在转变，呈现出大中型城市高血压患病率较高的特点。另外，农村地区居民的高血压患病率增长速度较城市快，首次超越了城市地区。不同民族间比较，藏族、满族和蒙古族的高血压患病率较汉族人群高。

在2018年，国家心血管病中心负责组织实施，覆盖全国31个省、市、自治区的《中国重要心血管病患病率调查及关键技术研究》的高血压研究结果表明，我国人群平均收缩压为126.1mmHg，平均舒张压为76.0mmHg。正常高值血压患病率为41.3%，患病人数为4.35亿。患病率在年龄、性别、体重指数、受教育程度、吸烟、饮酒及高血压家族史各亚组之间存在差异，而民族、城乡之间差异不显著。地域差异明显，北京、天津和上海高血压患病率居前三位，分别为35.9%、34.5%和29.1%。高血压病患者的知晓率、治疗率及控制率分别为46.9%、40.7%和15.3%。接受治疗的患者中，控制率为37.5%。城市控制率高于农村（19.4% VS 13.1%）。女性知晓率（51.9% VS 42.5%）、治疗率（46.6% VS 35.6%）和控制率（17.7% VS 13.2%）均高于男性。接受治疗的患者中，控制率无性别差异（男性VS女性：37.0% VS 38.0%）。参考2017年美国新指南，我国高血压患病率则高达46.4%，是现行标准的2倍，控制率仅有3%。结果还显示，男性、年龄增长、超重或肥胖、高血压家族史、较低的教育水平、吸烟及饮酒是高血压的相关因素。超重或肥胖与较高的知晓率、治疗率有关，而较高的教育水平、城市居住环境与较高的高血压控制率有关。

高血压病作为最常见的慢性病，同时也是心脑血管疾病最主要的危险因素，因其高发病率及对心、脑、肾等靶器官的损害，已成为全球重大公共卫生问题。虽然西医学在预防和控制高血压病方面取得了显著进展，但仍然存在"三高"（患病率、致残率、死亡率）、"三低"（知晓率、服药率、控制率）和"三不"（不愿意服药、不难受不服药、不按医嘱服药）现象，高血压病仍然是导致世界人口死亡最常见的危险因素。高血压病不仅给患者身心健康带来极大危害，而且严重消耗医疗和社会资源，给家庭和社会造成沉重的医疗负担。

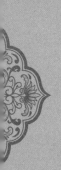

第二章
中医学对高血压病的认识

第一节　病　名

　　高血压病是一个西医学病名，在中医学古籍中没有以"高血压"作为专病及病名的记载，没有完全对应的中医名称。首先提到高血压病这个西医病名的是清末民初的河北名医张锡纯，张锡纯将其称之为"脑充血病"，其实质是在高血压的基础上合并高血压脑病，或合并中风，认为本病为"血之与气并走于上"，与《黄帝内经》的厥证相同。张锡纯曾酌定建瓴汤以治疗"脑充血病"，并阐述了高血压病的病因病机及舌脉表现，为后来的高血压病辨证施治理论奠定了坚实的基础。后医家多将其归属于中医学的"眩晕""头痛""厥""肝风""中风""肝阳"等范畴，其中以"眩晕"最具代表性。

　　眩晕最早见于《黄帝内经》，其称之为"眩冒"，并对其病因病机做了较多的论述，如"诸风掉眩，皆属于肝""上虚则眩""上气不足，脑为之不满，耳为之苦鸣，头为之苦倾，目为之眩""髓海不足，则脑转耳鸣，胫酸眩冒，目无所见""入于脑则脑转，脑转则引目系急，目系急则目眩以转矣"。其认为眩晕为肝所主，与邪中、血虚、髓海不足等多因素相关。汉代张仲景认为"心下有支饮，其人苦冒眩，泽泻汤主之""心下有痰饮，胸胁支满，目眩，苓桂术甘汤主之"（《金匮要略·痰饮咳嗽病脉证并治》），说明其对眩晕有了进一步的认识，认为痰饮是眩晕的一个重要病因，治疗时应以化痰为主。元代朱丹溪提出了痰水致眩学说，在《丹溪心法》中强调"无痰不作眩"。张景岳对眩晕的认识有了进一步的提高，指出"头眩虽属上虚，然不能无涉于下。盖上虚者，阳中之阳虚也；下虚者，阴中之阳虚也""眩晕一证，虚者居其八九，而兼火兼痰者，不过十中一二而"（《景岳全书·眩晕》），强调了《黄帝内经》中提出的"上虚则眩""无虚不作眩"的观点。虞抟于《医学正传》中指出眩晕的发病有痰湿及真水亏虚之分，治疗时应当针对不同的体质证候辨证施治，同时还有"眩晕者，中风之渐也"的记载，认识到了眩晕与中风的联系。

虽然高血压病临床多表现为眩晕症状，并将其按"眩晕"病诊治原则进行治疗，但是"眩晕"并非与高血压病等同，低血压、贫血、内耳病变等多种疾病都能引起眩晕症状。《中华人民共和国国家标准·中医临床诊疗术语疾病部分》中定义"风眩"为"以眩晕，血压增高，头痛，脉弦等为主要临床表现的眩晕类疾病"，与"眩晕"相比，此描述与临床高血压病更加接近。准确认识高血压病，并对其进行合理的分型、建立相应证候诊断标准，可以提升高血压病的防治水平，对中医治疗高血压病具有重要的意义。

第二节　高血压病中医病因

目前，诸医家多认为高血压病的病因主要有禀赋不足、年老体虚、饮食不节、七情内伤、劳逸失度等。

1.禀赋不足

《灵枢·五变》："帝曰：一时遇风，同时得病，其病各异，愿闻其故。少俞曰：苦乎问哉！请论以匠人……木之阴阳，尚有坚脆，坚者不入，脆者皮驰……况且人乎。"少俞以树喻人，认为个人体质有千差万别，而体质差异，很大程度上与先天之"肾气"、后天之"脾气"相关。若父母禀赋不足，则孩子很可能先天存在不足，先天不足则容易出现阴阳的失衡，尤其小儿有"肝常有余，脾常不足"的生理特点，如肝阳上亢时则容易诱发此病，因此高血压病在中医领域中，也经常被呼为"肝风""肝阳"等。

2.年老体虚

人年老以后，五脏的功能开始下降。"老者之气血衰，其肌肉枯，气道涩"，这是老年人的生理特点。在女子"七七"，男子"八八"后，五脏六腑之精亏虚，一身之气血不足，脉道不通利，气血阴阳阻滞于脉道之内，造成身体气血阴阳不和。首先，肝脏体阴而用阳，肝阴不足可以引起肝阳上亢，肝主全身气机疏泄，肝阳上亢又会引起全身的气机逆乱，影响其他脏腑功能的发挥。肺主气，气的升降作用有赖于肺的功能正常，年老肺气不足，升降功能下降，气滞于血脉，发为"肺胀"，随着近些年对肺的研究增加，发现高血压病的发生与肺、血管内皮的功能密切相关。

3.饮食不节

"人受气于谷，谷入于胃，以传肺，五脏六腑皆以受气"说明了脾胃对于人后天气血生化的重要性。饮食规律、营养均衡有助于脾胃功能。由于生活的压力逐渐加大，人们饮食陋习逐渐增多，以下是人们生活中常见的错误的饮食习惯。一些人往往因为工作的原因，错过用餐时间，并在下一餐中补偿性地摄入过多的食物，这种时饥时饱的饮食习惯与胃的生理习惯不相符，此为用餐时间不规律；还有饮食不洁净，一些街头小吃中往往会加入过量的食品添加剂或调味料，甚至一些不法商贩会使用变质的食材，这些不合格的食品会对脾胃造成伤害；偏嗜某种食物也属于饮食不节的范畴，如过食某种食物，如肥腻、辛辣、酒食、咸食等。

4.七情内伤

中医理论中，七情与五脏之间息息相关，五脏虚实的变化可以外化为情志的变化，过极的情绪也可以伤害脏腑。如怒极可以伤肝，使肝阳上亢。《素问·生气通天论》云："阳气者，大怒则形气绝，而血菀于上，使人薄厥。"说明了情志对人的伤害，七情过极可以发为本病。

5.劳逸失度

《素问·宣明五气》载："五劳所伤：久视伤血，久卧伤气，久坐伤肉，久立伤骨，久行伤筋，是谓五劳所伤。"随着生活水平的提高，外卖和快递等行业的兴起，电子娱乐逐渐代替了原始的户外娱乐，"富人病"越来越多地出现在了人们的生活中。过逸和过劳都会引起身体的气血阴阳失调，导致疾病的发生。

第三节　高血压病中医病机

目前中医对高血压病机的认识角度各有不同，最常见的是临床各医家根据患者所表现出的症状、体征等，结合中医四诊，对患者进行辨证论治。虽然各家对于高血压的认识都不完全相同，但可围绕高血压核心病机进行论治。

1. 肝阳上亢

素体阳盛，肝阳上亢，发为眩晕；或因长期忧郁恼怒，气郁化火，使肝阴暗耗，风阳升动，上扰清空，发为眩晕；或肾阴素亏，肝失所养，以致肝阴不足，肝阳上亢，发为眩晕。

2. 气血亏虚

久病不愈，耗伤气血，或失血之后，虚而不复，或脾胃虚弱，不能健运水谷，生化气血，以致气血两虚，气虚则清阳不展，血虚则脑失所养，皆能发生眩晕。

3. 肾精不足

肾为先天之本，藏精生髓，若先天不足，肾阴不充，或老年肾亏，或久病伤肾，或房劳过度，导致肾精亏耗，不能生髓，而脑为髓之海，髓海不足，上下俱虚，发生眩晕。

4. 痰湿中阻

嗜酒肥甘，饥饱劳倦，伤于脾胃，健运失司，以致水谷不化精微，聚湿生痰，痰湿中阻，则清阳不升，浊阴不降，引起眩晕。

总的来说，本病病位在清窍，由脑髓空虚，清窍失养，或痰火上逆，扰动清窍，与肝、脾、肾三脏关系密切。高血压病病性以虚者居多，张景岳谓"虚者居其八九"，如肝肾阴虚、肝风内动，气血亏虚、清窍失养，肾精亏虚、脑髓失充。高血压病实证多由痰浊阻遏，升降失常，或痰火气逆，上犯清窍。高血压发病过程中，各种病因病机，可以相互影响，相互转化，形成虚实夹杂；或阴损及阳，阴阳两虚；或肝风痰火上蒙清窍，阻滞经络，形成中风；或突发气机逆乱，清窍暂闭或失养，而引起晕厥。

第四节　辨证分型

高血压病的病因病机复杂，其辨证分型至今尚未统一。例如在2002年出版的《中药新药治疗原发性高血压的临床研究指导原则》中该病分4个证型，在中华中医药学会编写的《中医循证临床实践指南—中医内科》中该病分6个证型，在2011年中华中医药学会发布的《高血压中医诊疗指南》中该病分7个证型，涉及证型包括肝火亢盛证、阴虚阳亢证、痰湿壅盛证、阴阳两虚证、肝阳上亢证、肝肾阴虚证、风痰上扰证、瘀血阻络证、肝火上炎证、痰湿内阻证、瘀血内阻证、肾精不足证、气血两虚证、冲任失调证等多种。

一、《中药新药治疗原发性高血压的临床研究指导原则》辨证分型

1.肝火亢盛证

以眩晕、头痛、急躁易怒为主症，兼见面红目赤、口干口苦、便秘溲赤。舌红苔黄，脉弦数。

2.阴虚阳亢证

以眩晕、头痛、腰膝酸软、五心烦热为主症，兼见心悸失眠、耳鸣健忘等症。舌红少苔，脉弦细而数。

3.痰湿壅盛证

以眩晕、头痛如裹、胸闷、呕吐痰涎为主症，兼见心悸、失眠、口淡、食少等症。舌胖苔腻，脉滑。

4.阴阳两虚证

以眩晕、头痛、腰膝酸软、畏寒肢冷为主症，兼见耳鸣、心悸、气短、夜尿频等症。舌淡苔白，脉沉细弱。

二、《中医循证临床实践指南——中医内科》辨证分型

1.肝阳上亢证

以眩晕、头胀痛、急躁易怒为主症，兼见面红目赤、口干口苦、便秘溲赤甚或眩晕欲仆、肢麻震颤、语言不利等症。舌红苔黄，脉弦数。

2.阴虚阳亢证

以眩晕、头痛、五心烦热为主症，兼见腰膝酸软、头重脚轻、心悸失眠、耳鸣健忘等症。舌红少苔，脉弦细而数。

3.肝肾阴虚证

以眩晕、头痛、口干口渴为主症，兼见两目干涩、腰膝酸软、耳鸣健忘、梦遗等症。舌红少苔，脉弦细。

4.阴阳两虚证

以眩晕、头痛、腰膝酸软为主症，兼见耳鸣、心悸、气短、夜尿频等症。

舌淡苔白，脉沉细弱。

5.风痰上扰证

以眩晕、头痛如裹、胸闷脘痞为主症，兼见心悸、失眠、口淡、食少。舌胖苔腻，脉滑。

6.瘀血阻络证

以头痛固定、眩晕日久、面晦唇暗为主症，兼见心悸、失眠、胸痛阵作。舌质紫暗，或有瘀斑，脉细涩。

三、《高血压中医诊疗指南》辨证分型

1.肝火上炎证

以头晕胀痛、面红目赤、烦躁易怒为主症，兼见耳鸣如潮、胁痛口苦、便秘溲黄等症。舌红，苔黄，脉弦数。

2.痰湿内阻证

以头重如裹为主症，兼见胸脘痞闷、纳呆恶心、呕吐痰涎、身重困倦、少食多寐等症。苔腻，脉滑。

3.瘀血内阻证

以头痛如刺、痛有定处为主症，兼见胸闷心悸、手足麻木，夜间尤甚等症。舌质暗，脉弦涩。

4.阴虚阳亢证

以眩晕、耳鸣、腰酸膝软、五心烦热为主症，兼见头重脚轻、口燥咽干、两目干涩等症。舌红，少苔，脉细数。

5.肾精不足证

以心烦不寐、耳鸣腰酸为主症，兼见心悸健忘、失眠梦遗、口干口渴等症。舌红，脉细数。

6.气血两虚证

以眩晕时作、短气乏力、口干心烦为主症，兼见面白、自汗或盗汗、心悸失眠、纳呆、腹胀便溏等症。舌淡，脉细。

7.冲任失调证

妇女月经来潮或更年期前后出现头痛、头晕为主症，兼见心烦、失眠、胁痛、全身不适等症。血压波动，舌淡，脉弦细。

　　综上所述，对高血压病的辨证分型的认识是一个不断发展的过程，即便存在规范性的文件，但各医家对高血压病的辨证分型仍不能达成共识。由于《中药新药治疗原发性高血压的临床指导原则》在临床研究应用较为广泛，肝火亢盛、阴虚阳亢、痰湿壅盛、阴阳两虚在临床辨证中运用较多。

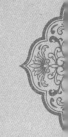

第三章
西医学对高血压病的认识

第一节 发病机制

高血压病是一种多基因遗传病，是遗传因素和环境因素共同作用的结果。其中遗传因素是指高血压病患者亲属患病率明显高于群体患病率，并且亲缘关系越近患病率越高。环境因素则指高血压病发病与年龄、性别、民族、地区、体质指数、高盐饮食、肥胖、饮酒、精神心理因素等有不同程度的相关性。

因其复杂的发病过程，发病机制至今尚未完全阐明。随着相关研究的深入开展，经典的发生机制主要有神经机制、激素机制、血管机制、肾脏机制和胰岛素抵抗机制等。

一、交感神经系统亢进

在不同的病因作用下，大脑皮质下的神经中枢功能发生变化，多种神经递质，如去甲肾上腺素（Noradrenaline，NA）、肾上腺素（Adrenaline，AD）、多巴胺（Dopamine，DA）、神经肽Y（Neuropeptide Y，NPY）、5-羟色胺（5-Hydroxytryptamine，5-HT）、血管加压素（Vasopressin，VP）、脑啡肽（Enkephalin，EKP）、脑钠肽（Brain Natriuretic Peptide，BNP）、中枢肾素-血管紧张素系统（Central Rennin Angiotensin System，CRAS）分泌的相关激素等浓度与活性异常，导致交感神经系统亢进，血浆儿茶酚胺（Catecholamine，CA）浓度升高，导致小动脉收缩增强，外周血管阻力升高，血压上升。同时，交感神经亢进也会使肾血管阻力增高、肾小球微小结构病变、肾脏排钠激素分泌减少、肾外排钠激素分泌异常或者储钠激素释放增多，导致细胞外液量上升，心排血量增加，外周血管阻力升高，血压上升。

二、肾素-血管紧张素-醛固酮系统激活

经典的肾素-血管紧张素-醛固酮系统（RAAS）包括肾小球入球动脉的球旁细胞分泌激素，激活从肝脏产生的血管紧张素原，生成血管紧张素Ⅰ（Angiotensin Ⅰ，Ang Ⅰ），然后经肺循环的转换酶作用生成血管紧张素Ⅱ（Angiotensin Ⅱ，Ang Ⅱ），Ang Ⅱ是RAAS的主要效应物质，作用于Ang Ⅱ受体，使小动脉平滑肌收缩，刺激肾上腺皮质球状带分泌醛固酮，通过交感神经末梢突触前膜的正反馈使去甲肾上腺素分泌增加，引起血压升高。近年来发现在许多器官及组织，例如血管壁、心脏、中枢神经、肾脏及肾上腺等，均含有RAAS的各种组成成分。RAAS对心脏、血管的功能和结构所起的作用，可能在高血压病发生和维持中有更大的影响。

三、血管内皮功能异常

血管内皮细胞具有内分泌功能、抗血栓作用以及调节血管张力等多种生理功能。血管内皮细胞能够合成和分泌前列腺素、内皮素（endothelin，ET）和一氧化氮（nitric oxide，NO）等活性物质，在血管局部发挥重要的生物学效应。其中，NO和内皮素在调节血管张力功能上发挥重要作用。维持血管舒缩的平衡，并参与多种心血管酶的激活或失活。

血管内皮功能异常是与血管收缩、血栓形成和炎症状态相关的心血管疾病的病理标志，主要包括血管内皮细胞损伤及血管重构等。NO在内皮功能调节上起着至关重要的作用，在病理情况下，NO的产生和（或）可用性将减少，收缩和舒张能力失衡，导致内皮功能障碍。NO不仅是一种非常重要的内皮血管扩张剂，而且还能抑制血小板的聚集和黏附，抑制血管病变的形成。研究发现，血管内皮功能受损致使炎症细胞浸润，氧化应激增强，引起内皮细胞功能紊乱，表现为内皮细胞增殖能力与迁移能力下降、凋亡率升高、血管生成能力减弱，导致血液平行通路减少，血液外周阻力增大，血压升高。

四、其他机制

肾脏机制，主要是高盐饮食以及绝对或者相对的肾脏排钠功能下降，增加

了患者全身血容量，激活自身血流调节机制，外周血管阻力随之增加，血压进而升高。另外，约50%原发性高血压患者存在不同程度的胰岛素抵抗，尤其在肥胖、高甘油三酯、高血压与糖耐量减退并存的四联症患者中最为明显，但是胰岛素抵抗是如何导致血压升高的，尚未获得肯定解释，多数认为是胰岛素抵抗造成继发性高胰岛素血症引起的血压升高。胰岛素抵抗主要影响胰岛素对葡萄糖的利用效应，胰岛素的其他生物学效应依然保留，继发性高胰岛素血症使肾脏水钠重吸收增强，交感神经系统亢进，动脉弹性减退，从而使血压升高。

第二节 诊治流程

一、高血压病治疗原则

随着医学技术的不断进步和提高，尤其是循证医学证据的不断更新，对高血压病的治疗需要与时俱进，优化降压策略。因此我们有必要对高血压病治疗原则进行全面系统的总结，综合目前高血压病管理的指南和专家共识，在遵循个体化原则、时效性原则、稳定性原则的前提下，进行阐述。

1.个体化原则

因人而异，由于患者的年龄、病变性质、病变严重程度各不相同，甚至还有其他严重并发症，所以治疗方案也必然不尽相同。高血压病的治疗应根据患者年龄、血压分级和分层情况、有无并发症、个体特异性及经济状况，制订灵活的个体化治疗方案，有效控制血压，减少并发症的发生。

2.时效性原则

人的血压在一天24小时中不是恒定的，而是按着一定规律波动的。研究表明，上午8~11时和下午3~5时人的血压最高，出血性脑卒中的好发时间是上午10时。因此，上午8时和下午3时是高血压病患者治疗的最佳时间。

3.稳定性原则

血压不稳定可导致机体靶器官受损。因此，高血压病患者必须保证血压的稳定，最好选用能降低血压波动性的降压药或治疗措施。目前，高血压病治疗能做到的就是避免人为地造成血压不稳定，要定期监测血压，尽量使用长效降压药，配合规律饮食作息。

二、高血压病治疗目标

高血压病治疗的根本目标是降低高血压值，降低与高血压病相关的心、脑、肾及血管并发症的发生和死亡风险。具体目标如下。

1.控制血压值

血压正常为小于140/90mmHg，小于120/80mmHg，大于100/60mmHg最为理想。若合并糖尿病或心、脑、肾等靶器官损害时，应尽量将血压降至小于130/80mmHg或达到理想水平，尤其是中、青年患者。单纯收缩压高（收缩压大于或等于140mmHg，舒张压小于90mmHg）也应调整至小于140/90mmHg。近期研究发现，当收缩压超过115mmHg、舒张压超过75mmHg时，血液对血管的冲击损害开始增加。从不断更新标准的趋势看，对血压的目标要求越来越严格。

2.减少并发症

降低心、脑血管疾病的发病率和病死率。

3.减少靶器官的损害

高血压控制不好，是心血管、脑血管和肾等器官损害的直接原因。在抗高血压过程中，要保护好靶器官。

4.减少药物的不良反应

现在人们都讲究生活质量，应把握好药物的运用，以不影响正常生活为原则。

三、高血压病诊断评估

高血压病的诊断评估应该包括以下4个方面：①确定高血压数值及其他心血管危险因素；②明确高血压成因（如明确有无继发性高血压）；③评估靶器官损坏及其相关临床的情况；④结合患者的病史、家族史、体格检查及实验室检查做出综合性评估。

根据临床病史，体格检查及实验室血生化（血钾、钠、空腹血糖、血脂、尿酸和肌酐）、血常规、尿液分析（尿蛋白、尿糖和尿沉渣镜检）、心电图或超声心动图、颈动脉超声、口服葡萄糖耐量试验、糖化血红蛋白、血高敏C反应蛋白、尿白蛋白/肌酐比值、尿蛋白定量、眼底、胸部X线摄片、脉搏波传导速度（PWV）以及踝臂血压指数（ABI）检查，必要时予血浆肾素活性或肾素浓度、血和尿醛固酮、血和尿皮质醇、血游离甲氧基肾上腺素及甲氧基去甲肾上腺素、血或尿儿茶酚胺、肾动脉超声和造影、肾和肾上腺超声、CT或MRI、肾上腺静脉采血以及睡眠呼吸监测等检查，判断高血压的原因，区分原发性或继发性高血压，并寻找其他心脑血管危险因素、靶器官损害以及相关临床情况，从而做出高血压病因的鉴别诊断和评估患者的心脑血管疾病风险程度，指导诊断与治疗。

四、高血压病降压药推荐

鉴于高血压是一种心血管综合征，既往合并有其他心血管危险因素、靶器官损害和临床疾病，应根据高血压病患者的血压水平和总体风险水平，决定给予改善生活方式和降压药物的时机与强度，同时干预其他危险因素、靶器官损害和并存的临床疾病。

关于降压药的使用，当前主流指南推荐常用药物分为利尿剂（噻嗪类利尿剂（Thiazide diuretics，TD）、袢利尿剂（Loop diuretics，LD）、保钾利尿剂（Potassium sparing diuretics，PD）、钙离子通道拮抗剂（Calcium channel blocker，CCB）、β受体阻滞剂、血管紧张素转化酶抑制剂（Angiotensin Converting Enzyme Inhibitors，ACEI）和血管紧张素Ⅱ受体拮抗剂（Angiotensin Ⅱ receptor blocker，ARB）。利尿剂降压常用的有TD、LD和PD三类，这三类降压药疗效相仿，其降压作用主要通过排钠、减少细胞外容量，降低外周血管阻力来实现。β受体阻滞剂可能通过抑制中枢和周围的RAAS，以及血流动力学自动调节机制实现降压效果。CCB主要通过阻滞细胞外钙离子经电压依赖L型钙通道进入血管平滑肌细胞内，减弱兴奋-收缩耦联，降低阻力血管的收缩反应性。ACEI通过抑制周围和组织的ACE，使血管紧张素Ⅱ生成减少，同时抑制激肽酶使缓激肽降解减少以达到降压效果。ARB则通过拮抗血管紧张素Ⅱ受体，更充分有效的阻断血管紧张素Ⅱ的水钠潴留、血管收缩与重构，起到降压的效果。以上降压药的主要靶点集中在抑制RAAS、减轻血管收缩、降低外周血管阻力、影响血管内皮激素等方面，从而起到降压的效果。

在《2019 NICE成人高血压的诊断和管理指南》有明确的说明。

第1级治疗：对于年龄<55岁的高血压病患者，除了非裔和加勒比裔外，都应首选ACEI或ARB类药物。对于患有2型糖尿病的高血压病患者，无论年龄和种族，也应首选ACEI或ARB类药物。此外，如果ACEI不耐受（出现刺激性干咳

等症状），可使用ARB进行治疗。新版指南保留了对不同种族患者给予不同给药方案的特色，指出为非裔或加勒比裔的成年患者选择降压药物治疗时，应优先考虑使用ARB。对于年龄≥55岁且不伴有2型糖尿病，以及不伴有2型糖尿病的非裔或加勒比裔患者（不论年龄），应优先选择CCB进行治疗。如果因出现水肿等症状不能耐受CCB，可使用TD来控制血压，如苄氟噻嗪或氢氯噻嗪。

第2级治疗：当患者按照第1级治疗的方案规律服药后血压仍不达标，可以考虑调整治疗方案。如果在第1级治疗中服用ACEI或ARB后无法控制高血压，可以选择加用CCB或TD。如果第1级治疗中服用CCB后血压不达标，可以选择加用ACEI、ARB或TD。对于不伴有2型糖尿病的非裔或加勒比裔，若经第1级治疗不达标，优先考虑加用ARB类降压药。

第3级治疗：在进入第3级治疗之前，要确认患者的药物服用情况，确保给予了患者最佳耐受剂量并按医嘱进行服药。如果患者接受第2级治疗仍不达标，可以提供以下药物组合，1种ACEI或ARB（非裔或加勒比裔优先选择ARB）、1种CCB和1种TD。

第4级治疗：若患者按照最佳耐受剂量接受了ACEI或ARB加上CCB和TD的联合治疗，但是血压仍不达标，要考虑是否是难治性高血压。首先要使用门诊的血压仪重新测量患者的诊室血压水平，然后评估是否有体位性低血压，并检查患者是否规律服药。对于确诊为难治性高血压的患者，可考虑加用第4种降压药或寻求高血压专家建议。若患者的血钾≤4.5mmol/L，可考虑加用低剂量的螺内酯进一步利尿治疗，且要在加用螺内酯治疗后的1个月内监测患者的血钠、血钾和肾功能指标，之后视情况定期复查，此外对肾小球滤过率降低者需要警惕高血钾的风险。对于血钾>4.5mmol/L的患者，可考虑加用α受体阻滞剂或β受体阻滞剂。当难治性高血压患者应用4种药物联合治疗，且已达到最佳耐受剂量后血压仍不达标应积极寻求高血压专家的意见。

五、高血压病非药物治疗

高血压病是一个需要长期坚持治疗的疾病，不仅需要药物治疗，而且需要结合非药物治疗。非药物治疗在高血压病治疗过程中，起着非常重要的作用，切不可小视之。

1.减轻体重

超重和肥胖是血压升高的危险因素，判断自己体重是否正常可按以下公式进行计算，标准体重（kg）=身高（cm）-105。如身高170cm的人标准体重为65kg，若自己体重在标准体重±10%以内，为正常体重，大于标准体重且超过10%为超重，超过20%为肥胖。肥胖患者应减轻体重，具体方法是运动、限食。

2. 改变膳食结构

进食钠盐过多，可使血压升高。因此应少食盐，每天食盐量5~6g为宜。进食钾盐过少，可引起高血压，应多食蔬菜、水果，补充钾盐。低钙也可使血压升高，可食牛奶、蘑菇、木耳，补充钙盐。血压升高也与进食脂肪过多有关，因此应减少脂肪摄入。

3. 限制饮酒

少量饮酒对血压无影响，但大量饮酒肯定会使血压升高，因此高血压病患者最好不饮酒或少量饮酒。

4. 加强体育锻炼

一些耐力训练和有氧运动如快走、跑步、骑自行车、游泳、滑雪等都能降血压，但举重降血压效果不明显。因此，运动对高血压病患者是有益的，但运动时应注意逐渐增加运动量。对于血压超过220/110mmHg，并发主动脉夹层动脉瘤或急性脑血管病的患者，禁忌运动。

5. 充足睡眠

睡眠可消除疲劳，恢复体力，使紧张的肌肉松弛下来，使基础代谢率降低，使紧张的情绪得到舒缓。因此，充足的睡眠可降低血压，对于高血压病患者，充足睡眠是十分必要的。

6. 心理护理和干预

高血压病与不良的精神心理因素关系密切。高血压病是一种慢性长期疾病，患者需要长期服药及改变饮食结构。患者常出现焦虑、厌烦等不良的心理变化，而过度的不良情绪可造成大脑皮质功能紊乱，出现交感神经功能亢进，使血压升高。因此，改善患者的不良心理环境，提高他们对高血压病保健知识的认识，加强患者的心理修养，使其做到遇事不急躁，适时释放其内心压力，减轻负性心理刺激，维持血压的稳定，减少并发症的发生。对于从事紧张脑力的劳动者，要适当放松自己，劳逸结合，保证充足的睡眠。医生应深入患者内心世界，帮助患者树立自信心，以提高其心理应激能力。

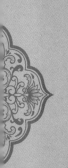

第四章
针灸治疗高血压病的临床经验及研究进展

目前抗高血压药物的使用已非常普及，药物的降压效果也得到临床肯定，但由药物引起的不良反应众多。临床常见的不良反应包括：消化道症状如恶心、呕吐等；中枢症状如头痛、头昏等；余如体位性低血压、下肢水肿；发冷、畏寒、皮疹等过敏现象。且轻度高血压患者在早期往往无明显心脑血管损伤，在临床上却因提早过度使用降压药治疗，导致机体产生抗药性和副作用，造成医疗资源极大的浪费。针灸疗法作为一种非药物疗法，自古以来被用于治疗高血压病及其相关症状，疗效显著且安全无副作用。

第一节　针灸治疗高血压病的古代经验
（西汉至清末）

一、针灸疗法

自内经时代至清末的历史长河中，涌现出了诸多著名的医家，他们在运用针灸疗法治疗高血压病相关症状时不断总结前贤经验并结合自身临床实践，形成了独具特色的高血压病相关症状诊疗体系。

（一）针刺疗法

《黄帝内经》是我国最早的医学典籍，奠定了中医学的基础，被众医家奉为圭臬。《黄帝内经》中详细论述了高血压病相关症状的病因病机、针刺治疗高血压病相关症状的治法治则。《灵枢·寒热病》曰："阳迎头痛，胸满不得息，取之人迎。"明确说明运用人迎穴可治疗头痛，并为后世医家发挥，形成了独具特色的"司气海，调血压"的针刺技术。《灵枢·口问》曰："上气不足，脑为之不满，耳为之苦鸣，头为之苦倾，目为之眩……补足外踝下留之。"即上部的正气不足，则脑髓不满而空虚，就会出现耳鸣、头晕欲倒、目眩昏花，此时针刺可选取足太阳膀胱经位于足外踝后方的昆仑穴治疗，采取补法且要留针。《灵枢·五乱》中载："乱于头，则为之厥逆，头重眩仆……气在于头者，取之天柱、大杼。"即气乱于头部，就会出现厥气上逆，头部沉重，眩晕而扑倒在地等症状，此时应针刺天柱穴和大杼穴。《灵枢·卫气》曰："请言气街，胸气有街，腹气有街，头气有街……故气在头者，止之于脑……取此者，用毫针，必先按而在，久应于手，乃刺而予之。所治者，头痛眩仆……易已也。"即对于气逆于头导致的头痛，要使用毫针，先用手指按压腧穴一段时间，等到脉气来至并反应于手下，才可施针予以补泻，强调针刺得气。

汉代张仲景的《伤寒论·辨太阳病脉证并治》中运用六经辨证行针刺治疗眩晕，如"太阳与少阳并病，头项强痛，或眩冒，时如结胸，心下痞硬者，当刺大椎第一间、肺俞、肝俞，慎不可发汗"。

晋代皇甫谧创作的《针灸甲乙经》是我国现存最早的一部针灸学专著，其对针刺治疗头痛的论述较为丰富，涵盖了不同的治则治法。《针灸甲乙经》卷二《十二经脉络脉支别第一（下）》曰："足太阳之别，名曰飞扬，去踝七寸，别走少阴。实则窒鼻（一云鼽室）头背痛，虚则鼽衄，取之所别。"即治疗足太阳经络脉实证所致头痛时，应选取足太阳络穴即飞扬，以疏通经络、运行气血，缓解头痛症状。此即为取络穴法。《针灸甲乙经》卷五《缪刺第三》曰："邪客于足太阳之络，令人头项肩痛……左取右，右取左，如食顷已。"通过针刺对侧腧穴治疗头痛的缪刺法，可用于治疗患侧络脉不通所致的头痛。《针灸甲乙经》卷七《六经受病发伤寒热病第一（中）》曰："热病头痛……取之以第三针。"即治疗头痛属热邪逆于上时，应选用九针中的鍉针，按脉取气以导邪气外出。该卷近部取穴治疗头痛的记载亦较多，如"头项痛重……通天主之。""脑风头痛……承灵主之。""头痛身热……脑空主之。"辨经取穴在书中亦有详细记载，如《针灸甲乙经》卷七《六经受病发伤寒热病第一（下）》曰："热病烦心而汗不止……心中痛……头痛如破，短气胸痛，大陵主之。""小指不用，寒热汗不出，头痛……头（一作项）痛不可顾，少泽主之。"《针灸甲乙经》涉及较多放血法，包括刺腧穴、刺动脉及刺络放血法，其中刺动脉放血法可治厥头痛，刺络放血法可治足太阳经病所致头痛。《针灸甲乙经》对针刺治疗高血压病相关症状时，还具有以下特点。一是单穴治疗，用穴精炼。《针灸甲乙经》卷七《六经受病发伤寒热病第一（下）》中"风眩头痛，少海主之"等均是单穴为主，《针灸甲乙经》卷十二《足太阳阳明手少阳脉动发目病第四》中"目眩无所见，偏头痛，引外眦而急，颔厌主之"。二是采用局部取穴或远道取穴方法，局部取穴主要选用患侧头面部以膀胱经、胆经、督脉为主的腧穴，如玉枕、脑空、颔厌、悬厘、窍阴、天柱等，远道取穴则选用相关经络四肢肘膝以下的腧穴，如胃经的丰隆、解溪、足三里、合谷、阳溪、昆仑、京骨、束骨等。三是针刺常用泻法，如在《针灸甲乙经》卷九《大寒内薄骨髓阳逆发头痛第一》中"厥头痛，贞贞头痛而重，泻头上五行，行五，先取手少阴，后取足少阴"，明确指出针刺治疗本症需用泻法。

宋代王惟一《铜人腧穴针灸图经》曰："强间，治脑眩目运、头痛不可忍、烦心呕吐涎沫、发即无时、颈项强、左右不得顾。"

元代王国瑞《扁鹊神应针灸玉龙经》中亦载："偏正头疼及目眩，囟会神庭最亲切。风伤项急风府寻，头眩风池吾语汝。""头风偏正最难医，丝竹金针亦可施。沿皮向后透率谷，一针两穴世间稀。偏正头风有两般，有无痰饮细推观，若然痰饮风池刺，倘无痰饮合谷安。""头风呕吐眼昏花，穴在神庭刺不差。""眩晕呕吐者，针风府；头眩善呕烦满者取神庭、承光，头眩耳鸣取络却；头晕面赤不欲言，泻攒竹、三里、合谷、风池。"辨证分型，针刺选穴明确，且指出具体刺法。

明代徐凤《针灸大全》曰："痰厥头晕及头目昏沉，外关、大敦、肝俞、百会。"明代高武《针灸聚英》曰："头眩、夹痰气、虚火动其痰，针上星、风池、天柱。"明代朱橚《普济方·针灸》曰："治风眩项痛，头强寒热。穴完骨治卒不识人，风眩鼻塞。穴当阳、临泣治风眩……泄风汗出腰项急，穴阳谷治风眩头痛，呕吐心烦。穴承光治坐如在舟车中。穴申脉治风头眩。穴神庭、上星、囟会治风眩。穴天牖、前顶治头目风眩。"

（二）艾灸疗法

《灵枢·官能》载"针所不为，灸之所宜"，除针刺外，灸法也能治疗多种疾病，包括外感寒热、颈项不适、痹证、厥逆、癫狂、疟疾、痈疽、犬咬伤等，但对于灸法治疗头痛眩晕的具体选穴没有明确说明。在《素问·奇病论》中

"当有所犯大寒，内至骨髓，髓者以脑为主，脑逆故令头痛"《素问·骨空论》中"风从外入，令人振寒，汗出头痛，身重恶寒，治在风府"等，认为寒主收引，寒邪上犯头目则头冷痛，出门着衣带帽，对于此病，艾灸风府可祛风散寒止痛。《针灸资生经》："岐伯灸头旋目眩，及偏头痛不可忍。灸两眼小眦上发际各一壮，立瘥。"

明代杨继洲创作的《针灸大成》是继《针灸甲乙经》之后对针灸理论的又一次全面而系统的总结。该书见解客观，主张精辟，理论宏富，在治疗本病上有以下特点：一是腧穴名称和位置明确，组成针灸处方后，其中单穴处方30个，非单穴处方49个，如卷三《胜玉歌》中"头痛眩晕百会好"及卷九《治症总要》中"头风目眩，解溪、丰隆。主痰晕……""呕吐痰涎，眩晕不已：膻中、中魁、丰隆"，不仅仅局限于单穴的使用。二是注重局部配穴和远近配穴，常用腧穴有合谷、风池、列缺、百会、上星等，如卷九《治症总要》中"正头大痛及脑顶痛：百会、合谷、上星……头风顶痛：百会、后顶、合谷"，常使用的腧穴组合为百会-合谷、上星-合谷、上星-百会，重视交会穴、五输穴、原穴的使用。

清代乐显扬在《针灸集成》中论述艾灸治疗头痛的条文亦较多，如"肾厥头痛，灸关元百壮（资生）""厥逆头痛，齿亦痛，灸曲鬓七壮（资生）""痰厥头痛，取丰隆（纲目）""头风头痛，针百会立愈，又灸囟会、前顶、上星、百会（丹心）"。清代雷少逸《灸法秘传·应灸七十症》"头痛者，有外感、内伤之分。如痛无休息者为外感，时痛时止者属内伤。若因头风而痛，宜灸百会，并灸神庭，合谷、胆俞皆可灸之。若头痛如破，或因内伤，宜灸命门自痊"，即辨证施灸。

二、穴位贴敷

穴位贴敷治疗高血压相关病症的文献主要集中在明清，在明代张时彻《急救良方》中"治头痛，又方，用蓖麻子一两，去皮研烂，贴痛处"，即取蓖麻子，重量约一两，去皮，捣烂，贴痛处，可治头痛。

明代龚廷贤《种杏仙方》中"治头痛，不论偏正。用南星、川芎等分，为细末，用连须葱捣成饼，贴太阳穴，手帕勒之"，即取胆南星、川芎，然后磨成细末，和葱须混在一起，捣碎成饼，贴在太阳穴处，并且借助手拍绑紧，对于治疗头痛，无论正头痛还是偏头痛，皆有效。

清代徐春甫《古今医统大全》中也有记载"大天南星，川芎等分，细末，用连须葱白同捣烂作饼，贴于太阳痛处""取乳香，重量约为一钱，并取蓖麻子，按数量择14粒，细末，捣烂，做成饼，贴于太阳穴处""取决明子末，水调，贴太阳穴"。

清代邹存淦《外治寿世方》中载"头痛，又大鲜红萝卜皮。贴太阳穴。又荞麦粉冷水调敷。痛去立愈。又柚叶同葱白捣烂。贴太阳穴""虚火头痛，用南枣切片。贴两太阳穴效"。

总结古籍中穴位贴敷法治疗本病的研究，发现取穴多以太阳穴为主，选用药物以通经走窜、开窍活络类药物及气味俱厚类药物为主，慎用刺激发泡类药物，赋形剂中以葱涎（汁）为最多，剂型以饼剂最适宜。

三、刺血疗法

刺络放血疗法治疗高血压病在诸多古籍中都有论述，尤以《黄帝内经》为基础，后世医家皇甫谧、杨继洲等发挥论述。如在《素问·脏气法时论》中"气逆，则头痛、耳聋不聪、颊肿，取血者"，记载了对于邪气盘踞所致的头痛应采取放血疗法；《灵枢·杂病》中"厥挟脊而痛者，至顶，头沉沉然，目䀮䀮然，腰脊强。取足太阳腘中血络"，对于夹脊痛至头痛目眩者，可刺腘中放血。晋代皇甫谧《针灸甲乙经》中对于刺络放血治疗高血压病也有相关论述，在《阳厥大惊发狂痫第二》中"癫疾始生，先不乐，头重痛，直视，举目赤甚，作极已而烦心。候之于颜，取手太阳、阳明、太阴，血变而止"，认为癫疾导致的头痛应选手太阳经和手太阴经的腧穴放血，以达到治病的目的。金代张从正《儒门事亲》载刺络放血19例，主张"血实者宜决之"，在《儒门事亲·卷十》中载"诸风掉眩，皆属于肝木……可刺大敦"，认为刺大敦放血可治疗肝风引起的目眩。明代张介宾《类经》载"先头痛及重者，先刺头上及两额两眉间出血"，即刺头上督脉的上星、百会穴，两额足少阳胆经的悬颅穴，两眉间足太阳膀胱经的攒竹穴。

四、其他疗法

据医学古籍记载，熨烫治疗和熨烫对于治疗高血压病症具有显著疗效。明代龚廷贤《种杏仙方》载："治一切头痛。用麦麸炒熟，入好醋拌匀再炒，趁热缝袋盛之，贴痛处，外以手帕包裹，盖被，出汗立止。"即用麦麸炒熟，加入醋拌匀再炒，趁热缝入袋中，贴于痛处，用手帕包住，并盖被，直到出汗，可治疗一切头痛。清代徐春甫《古今医统大全》中同样指出："头痛久之不去，诸药不效。乌麦面和勾，净水调作饼子，入上熟，乘热分头发盖在头上，（半斤）吴茱萸（二两为沫）如帽子，外以厚帛裹定，一时热气入脑而痛即止，冷去之。未愈，更换热者，无不愈也。"又载治风头痛，虽重绵厚帛不能御风寒者。艾叶揉如绵，用帛夹住包头上，用熨斗熨艾，使热气入内，良久即愈。

第二节 针灸治疗高血压病的近现代研究进展

高血压病是基于近代西方医家发明袖套法血压计之后，才逐渐被广泛认可的临床病症。在我国，高血压病因其"三高""三低"的特点，防治形势不容乐观。近现代医家在与高血压病斗争中不断总结临床经验，在遵循高血压病防治指南基础上，继承和发扬了中医药疗法治疗高血压病的独特优势。针灸疗法属于中医外治法范畴，源远流长，作为一种非药物疗法，绿色安全、简便而无毒副作用，具有疏通经络、调理气血、燮理阴阳的作用，能在确保降压的同时，对轻度高血压及高血压病伴有的临床症状有明显的改善作用。针灸疗法治疗高血压病已受到越来越多的国内外医学界的重视，现将近现代医家对针灸治疗高血压病研究进展附述如下。

一、针刺治疗

自20世纪50年代始，我国的医务工作者就开始重视中医药对高血压病的参与，并提出中西医结合防治的思想。其中针刺疗法是治疗高血压病最常用的针灸方法之一，包括毫针法、头皮针法、耳针法、腹针法、皮内针法、腕踝针法等。

（一）毫针法

毫针法治疗高血压病可分为单穴和多穴处方，临床报道中单穴处方多取风池、太冲、曲池、人迎等穴，多穴处方多遵循辨证取穴、局部取穴原则。此外还有特色针法用于高血压病的治疗。

1.单穴

（1）风池：为足少阳胆经穴位，手足三阳经与阳维脉的交会穴，阳维脉与督脉的交会穴，是临床常用的降压穴位之一，有清利头目的作用。王凌云采用针刺双侧风池穴治疗肝火亢盛型、痰湿壅盛型、阴虚阳亢型、阴阳两虚型四种不同类型的高血压病。其采用指切法进针，向鼻尖方向斜刺，深度0.8~1寸，进针得气后行捻转法1~3次，留针30分钟，每隔10分钟捻针1次，每天1次，2周为1个疗程，共治疗2个疗程。治疗肝火亢盛型、阴虚阳亢型有效率达85%。瞿涛等采用针刺双侧风池穴治疗高血压，1.5寸毫针向鼻尖方向针刺0.8~1寸。行针得气后，留针30分钟，每10分钟捻针1次。针刺的10分钟即时降压效果显著，总有效率达92.92%。黄晋芬等采用针刺双侧风池穴治疗高血压，操作同瞿涛。研究结果表明针刺风池穴可明显改善血管内皮功能，降低血中血酸素B2（TXB 2）的含量，升高前列腺素F_{la}（6–Keto–PGF$_{la}$）的含量，有明显的降压效果。

（2）太冲：为足厥阴肝经穴位，是治疗高血压病的要穴，具有平肝潜阳、行气解郁的作用。吴焕林等针刺双侧太冲穴，患者取平卧位，碘伏消毒后快速进针，向涌泉穴方向斜刺（与皮肤成45°）0.5~0.8寸后行中强刺激，手法以泻法为主，施捻转加震颤手法，激发感传向近心端放散，得气后留针20分钟，每5~10分钟捻针1次。患者收缩压降压幅度波动于6.66~13.00mmHg，舒张压降压幅度波动于4.88~7.45mmHg。王侠等对比针刺双侧太冲穴与口服卡托普利，操作同吴焕林。研究结果表明对比卡托普利组，针刺组降压效果与之相当，但在改善头晕、头痛等方面针刺优于卡托普利。

（3）曲池：为手阳明大肠经合穴，合主逆气而泄。张红星等采用针刺双侧曲池对比舌下含服硝苯地平片，穴位常规消毒后，用1.5寸毫针刺入，得气后，施平补平泻手法即缓慢均匀地提插、捻转，留针15分钟后取针。针刺3分钟后血压即开始下降，且作用平稳，无副作用。老年、长期高血压耐受患者、伴有心功能不全者尤为适用。睢明河等将293例高血压病患者采用区组抽签法，随机分为3组。不得气组（129例）、得气组（54例）、得气左转组（50例）、得气右转组（60例），治疗时患者取坐位，穴位局部用75%的乙醇常规消毒后，采用单手进针法，直刺，深度为1~1.5寸，均留针30分钟，然后起针。得气左转：得气后，大拇指作用力向前用力捻转360°，然后自动退回，频率每分钟60次，操作1分钟。得气右转：得气后，大拇指作用力向后用力捻转360°，然后自动退向前，频率每分钟60次，操作1分钟。结果提示得气组降压效果优于不得气组，得气左转组、得气右转组疗效无明显差别。

（4）人迎：为足阳明胃经穴，有调补气血、濡养清窍的作用，特别是对高血压的"眩晕"症状有缓解作用。人迎洞刺又名"窦刺",其穴正当颈外动脉窦处故得名。彭静山采用"窦刺"法降压,让患者仰卧,头部低位,左手摸到人迎动脉,用手指固定,右手持1.5寸毫针刺在动脉壁上,不可过深。针刺后见针柄颤动为恰好。不用手法,十秒钟起针,留针时间最长不要超过2分钟。申鹏飞等采用捻转补法针刺人迎穴对比无手法针刺人迎穴,直刺人迎穴1~1.5寸,针体随动脉搏动而摆动,小幅度(小于90°),高频率(每分钟120~160次)捻转,施术1分钟,留针30分钟。捻转补法治疗后3分钟血压开始下降,并一直持续到针刺后240分钟,此后血压呈略上升趋势,直至针刺后360分钟,血压仍显著低于针刺前水平,其降压效应可持续360分钟。无手法也于治疗后3分钟血压开始下降,呈缓慢下降趋势,于针后30分钟血压开始回升,于治疗后60分钟达到服药前水平。

(5)百会:为督脉穴,有平衡脏腑阴阳气血的作用,降压作用显著。李振爽针刺百会治疗30例老年高血压病患者,患者取俯卧或端坐位,常规消毒后,用2寸毫针刺入穴内1.5寸,捻转每分钟200次,持续3分钟后静留5分钟。用同样方法再运针2次后起针。患者眩晕、头痛、失眠多梦、心慌、视物模糊等症状均有明显改善。

(6)太渊:为手太阴肺经的原穴,八会穴之脉会,有理血通脉的作用。丁玉梅等采用针刺双侧太渊穴对比舌下含服硝苯地平片,患者取卧位,两手自然放于身体两侧,一侧测量血压,在另一侧取太渊穴,碘酒消毒后轻轻缓慢直刺0.2~0.3寸,待针直立随脉搏搏动即可,留针40分钟,不需行针。针刺降压总有效率为98.2%,且针刺具有双向调节降压效果,降压幅度与针刺前血压呈正相关,较西药对照组不良反应少,且作用持久。

2.多穴

(1)辨证选穴

《中药新药治疗原发性高血压的临床研究指导原则》将高血压病分为肝火亢盛、阴虚阳亢、痰湿壅盛、阴阳两虚四种证型,肝火亢盛、痰湿壅盛为实证,阴虚阳亢、阴阳两虚为虚证。

陈建宇选取主穴:合谷、内关、曲池、气海、曲泉、足三里、解溪、阳陵泉、侠溪、三阴交、大椎。肝火亢盛型配太冲、风池、肝俞;阴虚阳亢型配照海、肾俞、命门;痰湿壅盛型配丰隆;阴阳两虚型配关元、命门。皮肤常规消毒后,用1.5寸毫针针刺,诸穴运用平补平泻法针刺,得气后留针30分钟,每天1次，15天为1个疗程，疗程间休息2天。

贾雪梅等选取主穴：曲池、合谷、内关、足三里。肝火亢盛型配风池、侠溪、行间、肝俞、肾俞；阴虚阳亢型配太冲、关元、太溪；痰湿壅盛型配丰隆、中脘、解溪；气血不足型配脾俞、气海、百会；瘀血内阻型配血海、阳陵泉、太冲、行间、关元、三阴交；冲任不调型配关元、三阴交。1.5寸毫针针刺，平补平泻，留针30分钟，15分钟时行针一次。降压总有效率达95.56%。

邢孝民等采用辨证取穴，主穴取风池、曲池、足三里、三阴交。辨证配穴：肝火亢盛型配太冲，阴虚阳亢型配太溪，痰湿壅盛型配丰隆，阴阳两虚型配关元。令患者仰卧位，局部皮肤常规消毒后，使用1.5~3寸针灸针。风池、曲池，用捻转泻法，直刺0.9~1.5寸；足三里、三阴交，用平补平泻法，直刺0.9~1.5寸；太冲：用捻转提插泻法，向涌泉透刺；太溪：用捻转补法，直刺0.3~0.5寸；丰隆：用捻转提插泻法，直刺0.9~1.5寸；关元：用捻转补法，直刺0.3~0.5寸。以上诸穴均在得气的基础上留针30分钟，每10分钟行针1次，每天1次，15次为1个疗程。结果提示针刺可以改善原发性高血压患者的甲襞微循环，减少血管外周阻力而起到降压效果。

魏明峰等将高血压病辨证分型，肝阳上亢型取行间、内关透外关；阴虚阳亢型取三阴交、内关透外关，并根据虚实选用热补、凉泻或平补平泻手法，治疗后大部分症状减轻或消失。综上所述，在现代针灸临床选穴中，辨证选穴原则的应用已经十分广泛。

（2）局部选穴

袁恺等认为血压的调控与颈部多维系统有关，故对高血压患者予以颈穴针刺治疗。选取人迎、扶突、风池、天牖、天窗。人迎直刺0.3~0.8寸避开颈总动脉；扶突直刺0.5~0.8寸；天牖直刺0.5~1寸；天窗直刺0.5~1寸；风池向鼻尖斜刺0.8~1.2寸，针尖微下。每天针刺1次，每次留针30分钟，10次为1个疗程，每1个疗程后间隔2天开始下1个疗程，共6个疗程。所有穴位针刺得气后即停止行针，均行平补平泻手法。

何强等采用颈穴针刺治疗高血压，选取人迎、气舍、缺盆、天牖、翳风、风池、天鼎、扶突。患者取仰卧位，人迎：向深部触压颈总动脉的搏动，避开动脉，在其前方向内直刺，深度0.2~0.4寸，最深可达1.0寸。缺盆：直刺0.3~0.4寸或向后背横刺0.3~0.5寸。天牖：直刺0.5~1.0寸，局部酸胀。翳风：斜刺0.5~1.2寸，局部酸胀。气舍：直刺0.3~0.5寸。扶突：向后外斜刺0.3~0.8

寸。天鼎：直刺0.5~0.8寸。风池：向鼻尖方向直刺0.5~1.0寸。得气后留针30分钟，平补平泻。治疗后所有患者收缩压、舒张压及高同型半胱氨酸均下降，说明颈穴针刺对防治高血压及脑卒中有积极作用。

（3）特色针法

石学敏创立的"活血散风、疏肝健脾"针刺降压法：以人迎为主穴，辅以合谷、太冲、曲池、足三里等穴。人迎穴，患者取平卧位，充分暴露颈部，以手触及动脉搏动处，以手拨开动脉，穴位常规消毒后，垂直进针，缓缓入针1.0~1.5寸，见针体随动脉搏动而摆动，行捻转手法第二定义之补法，小幅度（捻转幅度小于90°）、高频率（每分钟120~160次）施术1分钟，留针30分钟；合谷穴、太冲穴均垂直进针0.8~1.0寸，行捻转手法第一定义之泻法，即术者面对患者时，以患者任督二脉为中心，医者两手拇指捻转时作用力切线的方向离心，施术1分钟，留针30分钟；曲池穴、足三里穴均垂直进针1寸，行捻转手法第一定义之补法，即术者面对患者时，以患者任督二脉为中心，医者两手拇指捻转时作用力切线的方向向心，施术1分钟，留针30分钟；石学敏的"活血散风、疏肝健脾"针刺降压法不仅取穴精妙、疗效确切，而且操作简便，医者易于掌握，方便推广应用。

王文远的平衡针疗法：患者取仰卧位，暴露双足，以降压穴（内踝下2寸）为主穴并进行随症加减，血脂高配降脂穴（BP-LE5），头晕头痛配头痛穴（BP-LE11），胸闷心烦配胸痛穴（BP-UE4），失眠配失眠穴（BP-UE7），消化不良配胃痛穴（BP-HN5）等；局部常规消毒后采用3寸无菌性针灸针，直刺1寸左右，行提插手法，留针30分钟，使足掌侧出现触电式针感。王文远认为降压穴位于人体的最底端，针刺神经为足底内侧神经，实质上其起效是通过刺激周围神经上的靶位，使失调的人体恢复到原来的正常状态，间接地恢复了血压、中枢的功能，体现了针灸与心理、生理、社会自然相适应的整体医学思想。

李实采用子午时辰开穴法配合低频电治疗：取双侧人迎、丰隆、曲池、太冲、足三里穴，常规消毒后，采用1.5~2寸毫针进行针刺，根据徐凤《针灸大全》子午流注逐日按时定穴歌取穴，左手按压穴位局部，右手进针，使针尖快速透入皮肤，捻转针柄使患者产生酸麻、胀痛感后留针30分钟。除上述诸穴外，需要依据"徐氏定穴歌"辅助取穴、闭穴时辰，并采用增减开穴法按时开穴，充分利用10Hz低频脉冲刺激所选穴位。子午时辰开穴法配合低频电疗法，取法"天人合一"思想，根据高血压病患者血压变化的规律，可在最佳时间段作用于气血旺盛的穴位，以达到最佳疗效。

（二）头皮针法

"陕西头皮针"是方云鹏在医疗实践中总结出的一种新型针刺疗法，他提出的伏脏伏象理论是对中医脏腑辨证以及形象理论的深入发展。田文静等观察方式头皮针法治疗高血压病。选取冠矢点、书写穴（双侧）、呼循穴（双侧），患者取坐位或平卧位。碘伏常规消毒，使用0.5寸一次性无菌针灸针，以飞针法（迅速刺入）直刺，至颅骨骨膜，用重压、振颤行针手法，以患者有酸麻胀重感为度，每10~15分钟行针一次，留针30分钟，每周针刺3次，连续针刺4周。能明显降低患者血压，改善头晕、眩晕、耳鸣目眩、大便秘结等临床症状。其认为针刺头部的某些特定区域可以直接通调髓脑之精气，补其不足，泻其有余，调节阴阳，从而达到平稳降压的目的。

傅沛彦使用头皮针疗法治疗高血压病。血管舒缩区：运动区向前3cm作一平行运动区的线段，上自正中线下至发际，在此线段的1/2处（中点）进针，由上至下皮下进针1寸。晕听区：在耳尖直上1.5cm处平行眉枕线向前后各伸延1.5cm，共3cm的线段，由后向前沿皮下进针1寸。使用2寸毫针针刺双侧血管舒缩区的中点，然后针刺双侧晕听区，以每分钟200次交替捻转各针（最低不低于每分钟120次），同时测血压，待血压降至理想水平时停止捻转，留针20分钟，血压如有回升时再次行针，无回升可出针。

汪林兵等人使用头皮针疗法治疗高血压相关血管性痴呆。选取百会、神庭、眉冲、头临、曲鬓（双）穴6个穴位，使用0.25mm针与头皮呈约30°，采用指切进针法行针，进入皮肤1寸左右，然后反复提插5次（每次快速提出1分，又缓插回至1寸），留针1.5小时，每隔30分钟运针1次。汪林兵认为老年人血压增高会使瘀血痹阻脑脉，从而易导致血管性痴呆。头皮针抽提法所选用的百会为头之巅，内络于脑，补之益气升阳；神庭穴属督脉，有清头散风、镇静安神的作用；眉冲穴主治头痛和眩晕等；头临泣穴隶属足少阳胆经，主治惊痫等；曲鬓穴常用于治疗血管（神经）性头痛，可改善血管弹性和降低血液黏度。

金钰红的矩阵疗法。选四中（百会穴前后左右各旁开2寸处）、双侧风池、双侧头颞（太阳后1寸与耳尖平行，咬牙时颞部突起处），以上8穴组成头部矩阵穴方。配双侧内关和双侧三阴交等，每天1次，治疗15次。患者血压下降明显，疗效显著。

邵雷等选百会、强间、脑户三穴组成"头三针"治疗高血压病。循督脉向后，浅针卧刺，进针1~1.5寸，适当捻转，每天1次。

武承迅等根据症状或体征选足运感区（双）、额前区、清醒区、瓢三针等区。进针后快速捻转3分钟，每分钟250次，再以G6805-1A低频电子脉冲治疗仪选连续波频率每分钟500次，刺激15分钟，留针10分钟后取针。

（三）耳针法

耳针法是使用一定方法刺激耳穴以防治疾病的一种方法。其治疗范围较广，操作方便，对疾病的预防和诊治有一定的意义。

1.刺激部位

耳针刺激部位即为耳穴，是耳郭表面与人体脏腑经络、组织器官、躯干四肢相互沟通的特殊部位。耳郭既是疾病的反应点，也是防治疾病的刺激部位。

2.刺激方法

（1）毫针法：选用0.5~1.0寸毫针。进针时医者押手固定耳郭，刺手拇、食、中指持针刺入耳穴。针刺方向视耳穴所在部位灵活掌握，针刺深度宜0.1~0.3cm，以不穿透对侧皮肤为度。针刺手法与留针时间应视患者的病情、体质及耐受度综合考虑。宜留针15~30分钟，留针期间宜间断行针1~2次。出针时一手固定耳郭，另一手将针拔出，应用无菌干棉球或棉签按压针孔。

（2）电针法：选用0.5~1.0寸毫针，医者押手固定耳郭，刺手速刺进针，行针得气后连接电针仪，多选用疏密波、适宜强度，通电时间15~20分钟。起针时，先取下导线，押手固定耳郭，刺手持针速出，并用消毒干棉球压迫针孔片刻。

（3）压丸法：医者押手固定耳郭，刺手用镊子夹取耳穴压丸贴片贴压耳穴并适度按揉，根据病情嘱患者定时按揉。宜留置2~4天。

（4）埋针法：医者押手固定耳郭，刺手用镊子或止血钳夹住揿针针柄刺入耳穴，用医用胶布固定并适度按压，根据病情嘱患者定时按压。宜留置1~3天后取出揿针，消毒埋针部位。

（5）耳穴刺血法：刺血前宜按摩耳郭使所刺部位充血。医者押手固定耳郭，刺手持针点刺耳穴，挤压使之适量出血。施术后以无菌干棉球或棉签压迫止血并消毒刺血部位。

徐晓春等使用耳穴贴压法治疗原发性高血压。选取神门、心穴、肝穴、三焦、肾穴，用GY-I型耳穴探测仪寻找敏感点，然后将粘有王不留行籽的0.5cm×0.5cm胶布贴在选定的耳穴上，医者用拇指和示指置于耳郭的正面和背面进行对压，手法由轻到重，至患者出现酸、麻、胀、痛或循经络放射传导为"得气"，每次每穴按压约20秒，每天3~4次，3天更换1次，两耳交替使用。徐晓春认为高血压病病因与肝、肾关系密切，肝穴配三焦疏肝理气、肾穴滋水涵木、心穴配神门养心安神，诸穴相配以达邪祛神宁，阴阳平而郁解。

魏思宁等使用耳穴贴压法治疗高血压病。选取肝、肾、角窝上、耳背降压沟、耳尖，用探棒查找穴位并定位，对耳郭消毒、脱脂后，将胶布剪成方块并粘上王不留行籽贴于所选穴位上，并平补平泻按压各穴位50秒至1分钟，以能耐受为度。魏思宁认为耳穴肝区可疏肝理气、清泻肝火以降压；肾区以滋补肾阴、滋水涵木，则肝火得水可降；降压沟、角窝上是治疗高血压病的经验有效穴；耳尖有平肝、清热、息风作用。

王玲等使用耳穴贴压法治疗高血压病。肝火亢盛型取降压沟、神门、高血压点、降压点、内分泌、肝、胆、肾穴；阴虚阳亢型取神门、降压沟、皮质下、交感、内分泌穴；痰湿壅盛型取降压沟、神门、高血压点、降压点、内分泌、脾、胃、肺穴；阴阳两虚型取降压沟、神门、高血压点、降压点、内分泌、心、肾穴。每次取一侧耳穴，使用0.5cm×0.5cm耳穴专用橡皮膏将王不留行籽贴敷所选穴位上，嘱患者每天4次定时规律按压（具体时间为每天8：00、10：00、17：00、19：00），每次按压时长3分钟，以感觉局部酸胀为宜。每隔1天换另一侧对应耳穴贴压，双耳交替施治，疗程为2周。王玲认为耳穴贴压对于高血压病之肝火亢盛者，可清泄肝火，疏肝解郁；阴虚阳亢者，可滋水涵木，育阴潜阳；痰湿壅盛者，可健脾行气，运湿化痰；阴阳两虚者，可以补阳育阴，阴阳双补。

杨海霞使用经络诊疗仪进行耳穴电冲击治疗高血压病。以耳迷根（双）、内分泌为主穴；肝火亢盛型加肝、心；阴虚阳亢型加肝、肾、心、神门；痰浊壅盛型加脾、心、神门。将治疗极探棒固定在选定的耳穴上，另一极以手握持，打开治疗开关，调整波型，缓缓加大输出强度，令患者自觉局部麻胀或刺激感至最大耐受为度。每次主穴予密波治疗10~20分钟，然后根据病情不同辨证选配相应耳穴1~2个，予疏密波，每穴治疗10分钟。每天1次，15次为1个疗程。杨海霞认为耳迷根有补肾调肝、调和阴阳之功，为降压之要穴。内分泌为调节机体内分泌紊乱所致各种病症的经验穴，有补肾健脾，滋阴潜阳之效，二穴同为治疗本病的主穴。酌配肝、肾、脾、心诸穴，可收标本同治，阴平阳秘之功。

吕海波等采用揿针耳穴贴压治疗1级高血压病。选取双侧神门、心、皮质、降压沟。肝火亢盛型加肝、交感；阴虚阳亢型加肝、肾、胆；痰湿壅盛型加脾、大肠、胃；阴阳两虚型加肺、胃、肾等穴位。采用75%乙醇常规消毒耳穴，选用揿针（规格：0.2mm×0.9mm），将针尖对准耳部穴位快速按压后粘贴并留置。有效率为80.0%。

陈倩仪采用耳尖放血法治疗原发性高血压。选取一侧耳尖穴（在耳郭向前对折的上部尖端处，即耳轮6、7区交界处），医生先用手指按摩患者耳轮使其微热充血。医生消毒双手并戴上一次性无菌手套，严格消毒患者耳尖穴，先用2%碘酊消毒，再用75%乙醇消毒并脱碘。医生左手固定耳郭，右手持一次性注射针头对准施术部位迅速刺入约1~2mm深，随即出针，轻按针孔周围，使其自然出血，出血量根据病情、体质而定。血色由深红或鲜红至较前变浅，每滴如小绿豆般大小，最后用消毒干棉球按压针孔，即可。左、右耳隔天交替进行治疗，1次一侧耳尖穴，隔天1次，1周为1个疗程，共计4个疗程，即4周。患者降压效果显著。

（四）腹针法

腹针是以中医理论为基础，结合全身经络系统理论，通过针刺腹部穴位达到调脏腑、通经络、和气血而治疗全身疾病的一种特色的针灸方法，具有"安全、无痛、高效、快捷"及"处方标准、辨证条理、可重复性强"等优点。

1.针具

根据针具的不同直径分为A、B、C三类，分别为0.22mm、0.20mm、0.18mm。每类中又根据针具的不同长度分为Ⅰ型、Ⅱ型、Ⅲ型，分别为50mm、40mm、30mm。

2.取穴方法

腹部分寸的标定：骨分寸取穴法。

上腹部分寸的标定：中庭穴至神阙穴确定为8寸。

下腹部分寸的标定：神阙穴至曲骨穴确定为5寸。

侧腹部分寸的标定：从神阙、经天枢穴至侧腹部腋中线确定为6寸。

腹部分寸的测量：水平线法。

中庭穴至神阙穴两个穴位点之间的水平线上的直线距离为8寸。

神阙穴至曲骨穴两个穴位点之间的水平线上的直线距离为5寸。

侧腹部的腋中线至神阙穴两个穴位点之间的水平线上的直线距离为6寸。

3.针刺手法

进针时应避开神经、血管，根据处方的要求，按照顺序进行针刺。

（1）进针：准确度量，确定穴位后，采用套管针，快速弹入皮下。针刺深度：浅刺—皮下；中刺—脂肪层；深刺—肌层。

（2）行针：①缓慢捻转不提插1~2分钟；②轻捻转慢提插1~2分钟。

（3）出针：留针30分钟后出针，出针时按照进针顺序缓慢捻转出针。

4.二十四穴

表3　腹针二十四穴

腧穴	定位
中脘	脐上4寸
下脘	脐上2寸
水分	脐上1寸
神阙	脐中
气海	脐下1.5寸
关元	脐下3寸
中极	脐下4寸
商曲	脐上2寸，前正中线旁开0.5寸
石关	脐上3寸，前正中线旁开0.5寸
阴都	脐上4寸，前正中线旁开0.5寸
气穴	脐下3寸，前正中线旁开0.5寸
滑肉门	脐上1寸，前正中线旁开2寸
天枢	脐旁2寸
外陵	脐下1寸，前正中线旁开2寸
大巨	脐下2寸，前正中线旁开2寸
水道	脐下3寸，前正中线旁开2寸
大横	脐旁4寸
气旁	脐下1.5寸，前正中线旁开0.5寸
上风湿点	脐上1.5寸，前正中线旁开2.5寸
上风湿外点	脐上1寸，前正中线旁开3寸

续表

腧穴	定位
上风湿上点	脐上2寸，前正中线旁开3寸
下风湿点	脐下1.5寸，前正中线旁开2.5寸
下风湿下点	脐下2寸，前正中线旁开3寸
下风湿内点	脐下1.5寸，前正中线旁开1.5寸

徐波克使用腹针治疗高血压病。选取腹二区的穴位。患者平卧，在腹正中线上，剑突至肚脐分成四等份，在第二区段（相当于第二等份）的中间位置，距腹正中线旁开1.5寸，左右各一。采用1.5寸毫针，局部常规消毒，于腹二区向外以15°斜刺入皮1.0~1.5寸，捻转1分钟，留针30分钟，中间行针1次。每天治疗1次，10次为1个疗程，共3个疗程，每个疗程中间休息3天。共治疗34例，总有效率为100%。徐波克认为腹部存在着一个完整的神经系统，是大脑的全息影像，通过针刺腹二区可以调节植物神经功能，调节血压。

李保高根据吴焕林主任医师（系腹针创始人薄智云教授学术继承人）的腹针处方治疗高血压病。选取中脘（深刺），下脘（深刺），气海（深刺），关元（深刺），水道（中刺），气旁（双侧中刺），气穴（双侧中刺），大横（双侧浅刺）等穴。李保高采用"中脘、下脘、气海、关元"4穴组成的"引气归元"为基础，辅以气旁、气穴、水道、大横，以平补平泻手法，深刺进针调整脏腑，达到阴阳平衡，以后天补先天，疗效显著。

朱文罡使用腹针治疗高血压病。选取引气归元（中脘、下脘、气海、关元）、气穴（双侧）、关元下、上风湿点（双侧），按照处方要求确定针刺顺序，常规皮肤消毒，选用1.5寸毫针，避开血管进针，直刺，轻捻转，不要求患者有酸、麻、胀感，留针30分钟，每天1次，10次为1个疗程。朱文罡认为高血压病病位在清窍，与肝、脾、肾密切相关，病性以虚者居多，而引气归元四穴具有调脾胃，补肝肾的作用，气穴补益冲任，与关元下可共同加强补肾培元之功。上风湿点能调理肝脾之气，具有降压作用。

（五）皮内针法

皮内针法是以特制的小型针具固定于腧穴部的皮内或皮下，进行较长时间埋藏的一种方法，又称埋针法。临床需作较长时间留针的病症，可采用本法。

皮内针是用不锈钢特制的小针，有颗粒型、揿钉型两种。颗粒型（麦粒型）：一般针长约1cm，针柄形似麦粒或呈环形，针身与针柄呈直线状。揿钉型（图钉型）：针身长0.2~0.3cm，针柄呈环形，针身与针柄呈垂直状。针刺前针具和皮肤（穴位）均进行常规消毒。①颗粒型皮内针操作方法：左手按压穴位上下皮肤，稍用力将针刺部皮肤撑开固定，右手用小镊子夹住针柄，沿皮下将针刺入真皮内，针身可沿皮下平行埋入0.5~1.0cm。针刺方向采取与经脉成十字型交叉状，例如肺俞（膀胱经背部第一侧线上），经线循行是自上而下，针则自左向右，或自右向左的横刺，使针与经线成十字交叉型。根据病情选取穴位。皮内针刺入皮内后，在露出皮外部分的针身和针柄下的皮肤表面之间粘贴一块小方形胶布（1.0cm×1.0cm），然后再用一条较前稍大的胶布，覆盖在针上。这样就可以保护针身固定在皮内，不致因运动的影响而使针具移动或丢失。②揿钉型皮内针操作方法：多用于面部及耳穴等须垂直浅刺的部位。用时以小镊子或持针钳夹住针柄，将针尖对准选定的穴位，轻轻刺入，然后以小方块胶布粘贴固定。另外，也可以用小镊子夹针，将针柄放在预先剪好的小方块胶布上粘住，手执胶布将其连针贴刺在选定的穴位上。埋针时间的长短，可根据病情决定，一般1~2天，多者可埋6~7天，暑热天埋针不宜超过2天，以防止感染。

王玲莉等使用皮内针治疗老年晨峰高血压。阴虚阳亢型患者穴位选择三阴交、内关、太溪、太冲；气血两虚型患者穴位选择血海、气海、太阳、中脘、合谷；痰瘀互结型患者穴位选择丰隆、血海、足三里、中脘；肾精亏虚型患者穴位选择气海、关元、肾俞、足三里、三阴交；肾阳亏虚型患者穴位选择三阴交、关元、大椎、足三里。嘱患者保持坐立姿态，将所选取穴位局部完成常规消毒，贴上皮内针（揿针，0.2mm×1.5mm），隔2天进行左右穴位更换。其降压有效率达94%。

周涛等使用皮内针治疗老年晨峰高血压。主穴内关，左右臂交替使用。根据辨证分型每次取相关辨证取穴中的2~3个腧穴。阴虚阳亢选内关、三阴交、太冲、太溪；气血两虚选气海、血海、中脘、太阳、合谷；痰瘀互结选中脘、丰隆、足三里、血海；肾精亏虚选肾俞、气海、关元、足三里、三阴交；肾阳亏虚选关元、足三里、三阴交、大椎。周涛认为血压的变化与气血运行盛衰有着密切关系，清晨是气血生发之时，血压也就会随之升高，这正好与目前的病理生理学的昼夜节律变化相一致。内关穴为手厥阴经络穴，是八脉交会穴之一，具有宁心安神、平肝潜阳的作用。针刺内关穴可以调节心律，扩张血管，使血压平稳，故以此穴为主穴。

卫彦使用皮内针治疗高血压病。选取膈俞，医生对患者进行皮肤消毒，用小镊子夹起皮内针，以左手拇、食二指向左右扒紧穴旁皮肤，将皮内针由膈俞穴中间向脊椎方面横刺，皮内针刺入表皮以内真皮之上，不能超越真皮，针尖要向脊椎方面刺入。针刺入后，剪胶布两块，一小一大，大者如指甲大，小者先贴皮内针柄的下面以免针柄接触皮肤，然后将大块贴在小块胶布和皮内针上，压平即可。卫彦认为膈俞穴对于血液的生成及运行具有至关重要的调控作用，从而对血压产生影响并可以调节血压的变化。操作虽简单却疗效确切，既取穴单一而又意义深厚，既关乎血分，调节血液的生成与运行，又入气分，调控气对血液的推动作用。

（六）腕踝针

杨玉琛等采用腕踝针治疗高血压684例。选取左腕部上$_1$、上$_2$（左侧内关、神门），用75%乙醇棉球做常规消毒，一手持针，另一手绷紧进针点处之皮肤，使针体与皮肤呈30°，针尖刺入皮肤后立即使针体与皮肤近于平行，紧贴真皮层，不能过深，进针要快，推针要慢，要松弛，不引起患者酸、麻、胀、痛为宜。上$_2$点进针75~100mm，上$_1$点进针25~40mm。留针60~120分钟。每天1次，连续5次，休息2天。10次为1个疗程，可连续治疗数疗程，总有效率达97.6%。杨玉琛认为腕踝针能通过刺激表浅神经末梢，传递经大脑及中枢神经系统，反射地使心律改善、心率减慢、冠状动脉扩张，增加冠脉血流量、减少心肌耗氧量，使周围毛细血管扩张、外周阻力下降、心肌功能提高，从而使血压下降。柴晓抗的研究与之类似，取穴及操作同杨玉琛。其治疗总有效率为94.94%，24小时动态血压多项指标均得到明显改善。柴晓抗认为腕踝针疗法虽有别于传统的针灸疗法，如它不使患者产生酸、麻、胀、痛等针感，但又与针灸疗法治病机制密切相关。腕踝针选择的进针点乃针灸疗法中十二经穴之络穴，不在其固定的进针点。按循经取穴之原理，如在神门、间使进针亦可收到相同之疗效，也就是离穴不离经，因此就不必墨守这几个进针点，且从临床观察发现留针时间延长可增强治疗效果。

（七）力敏针刺

江西中医药大学附属医院针灸推拿康复团队，是一支技术精湛、团结协作、不断进取的学术创新团队。在"腧穴敏化"理论指导下形成了"两翼一体"的发展模式，即以痛症（颈肩腰腿痛）、瘫症（面瘫、中风偏瘫、截瘫）为"两翼"的主治方向，以热敏灸、力敏针（推）"一体"的特色技术。作者团队在临床实践中发现机械力刺激"力敏腧穴"产生特异性的"小刺激大反应"对高血压即时降压疗效较突出。现将医案附之如下。

计某某，男，43岁。患者主诉头晕反复发作2年余，加重1天。患者2年前出现头晕，头痛，胸闷等症状并于当地医院治疗，诊断为高血压病，最高可达175/88mmHg，予降压药治疗（具体不详），症状反复，1天前因熬夜出现头晕加重，甚则天旋地转，遂来我科就诊。现症见头晕、头痛，以两侧为甚，胸闷恶心，无手足麻木，无发热汗出，纳食一般，睡眠一般，二便可，舌淡苔腻，脉弦滑，血压154/100mmHg。中医诊断：眩晕，风痰阻络证；西医诊断：高血压病。予力敏针刺治疗，操作：患者仰卧位，于力敏腧穴高发区域行审、扪、切、循、按、提捏等手法探查腧穴，发现双侧缺盆、扶突穴提捏时出现明显"快然感"，腧穴常规消毒后，用0.8寸一次性无菌针灸针在双侧缺盆、扶突穴直刺进针，扶突一般避开血管直刺，进针深度0.3寸左右，期间行捻转手法使患者头部产生舒适凉爽感，留针15分钟，取针后血压138/82mmHg，即时降压效果较好，并嘱患者注意休息，密切监测血压，不适随诊。

按：本医案患者既往有高血压病史，因熬夜出现头晕加重，根据患者舌象脉象，辨为眩晕病之风痰阻络证。《灵枢·经脉》载"审切循扪按，视其寒温盛衰而调之"，故于力敏腧穴高发区域进行探查，于双侧缺盆、扶突穴区"人部"探查时患者感"快然"的力敏化现象，遂于缺盆及扶突处进行针刺治疗，刺激量以患者有凉爽舒适感为度，治疗后即时降压效果显著。

二、艾灸治疗

1.化脓灸

临床上运用灸法治疗高血压病经验不胜枚举，如王国明采用化脓灸治疗高血压病。患者仰卧位，取双侧足三里穴，做好标记，常规消毒，取2%利多卡因1ml，穴处皮肤局麻后用自制底直径为0.5cm的锥形艾炷直接置于穴位上，点燃后待其自烬，艾灸以穴位处皮肤有灼伤为度，灸2~4壮，擦净艾炷灰烬，胶布密封，2天后清除灸疮处的皮肤，再次敷以胶布促其化脓，3~4天后即可清疮除脓。局部消毒处理后，形成灸疮，待其自行干燥结痂，约两个月结痂脱落，形成瘢痕，此间不定期测量血压。此法通过对足三里穴长期刺激使降压效果稳定持久，又无不良反应，但有影响创面愈合的疾病如糖尿病等慎用此法。

2.脐灸

张玲选用脐灸治疗高血压病。药物选用吴茱萸、五味子、白术、茯苓、肉豆蔻、补骨脂等，按照一定比例进行混合，将以上药物超微粉碎后密封备用。患者取仰卧位，充分暴露脐部，以75%乙醇对脐部及其周围进行消毒，以温开水调面粉制成上窄下宽的面圈，使其内径与患者脐部直径相同，确保脐部完全被面圈罩住，再将准备好的药末于患者脐部处填满，于药末上置大艾炷，施灸10壮，时间90分钟。灸后保留脐部药末，采用医用无纺布敷贴固封其神阙穴，4小时后揭下。张玲认为脐灸在艾火的热量助力下，可促使药物穿透肌肤，发挥药效，达到调和气血的作用。

张昆等采用隔药饼灸神阙穴治疗高血压病。隔药饼灸神阙穴具有补肾滋水、平肝潜阳的作用，配合生黄芪、三七、五味子、麝香等自制药末，施以艾炷灸，对改善高血压病肝阳上亢证效果明显。先以温开水调面粉，然后捏成圆圈状（周长约12cm，粗约2cm），面圈的中间孔应与患者的脐孔大小一致（直径约1.5cm），备用。令患者仰卧位，充分暴露脐部，用75%乙醇对脐部常规消毒后，将面圈绕脐一周，取少许麝香（如小米粒大）置于脐内，然后取自制药末适量（约8~10g），填满脐孔，用艾炷（直径约2cm，高约2cm）置于药末上，连续施灸10壮，约2小时。灸后用医用胶布固封脐中药末，2天后自行揭下，并用温开水清洗脐部。每周治疗2次，连续治疗1个月为1个疗程。

3.麦粒灸

麦粒灸属于灸法中的直接灸，本法可用于治疗高血压病，治疗痰湿瘀阻型高血压病，取百会、神阙、足三里穴。张欣等将艾绒做成麦粒大小的艾炷，患者先取坐位，用高0.5cm、底部直径0.5cm的艾炷置于百会穴上，取少许凡士林固定艾炷后用线香点燃，燃至患者有灼热感后用镊子取下，换艾炷再灸，共灸27壮。再让患者仰卧位，在神阙穴上放置食盐与腹壁平齐，将高1cm、底部直径1cm的艾炷分别置于神阙及足三里（双侧）穴，用线香点燃艾炷，燃至患者感觉有灼热感后用镊子取下，换下一艾炷，每穴各灸21壮。每天1次，共治疗10天。治疗后患者的舒张压与收缩压均较治疗前有所降低，张欣应用非化脓灸的方法，取百会穴升清降浊之功效，改善头痛、头晕的症状以治标。神阙穴属任脉，既有回阳救逆、培元固本、益气固脱之功，又有滋肾阴、调冲任、益精血之效，刺激它可对全身起到调节作用。足三里为胃经之合穴，具有补益气血、健脾和胃、升清降浊之效。中医认为奇数为阳，偶数为阴，九为至阳数，灸法治疗中有阳为补、阴为泻之说。故灸百会27壮以强化升提清阳之作用，灸神阙、足三里21壮以增加补益的作用，三穴共用达到标本兼治之目的。

4.药线点灸

药线点灸是壮医中的特色疗法，属于直接灸的一种。韦嘉旺等采用药线点灸治疗高血压病。主穴取百会、印堂、四神聪及太冲，肝火亢盛证配以曲池、风池、合谷；阴虚阳亢证配以三阴交、太溪、涌泉；肾气亏虚证配以气海、关元、肾俞；痰瘀互结证配以曲池、足三里、丰隆。用右手持药线一端，并露出线头1~2cm，将露出的线端在燃着的酒精灯火上点燃，右手轻轻来回晃动以闪灭明火，将只有火星的圆珠状炭火星线端对准穴位，顺应拇指的屈曲动作，拇指指腹稳重而迅速地将火星直接点按在要施术的穴位上，点按角度必须在30°~60°。一按火灭即起，是为1壮，每穴点灸2~3壮。隔天1次，每个疗程5次。

5.温和灸

张继秀在常规药物治疗基础上采用艾灸涌泉穴治疗60例高血压病患者。令患者取仰卧位，将点燃的艾条以间距2~3cm对患者涌泉穴施温和灸，以患者感温热而不灼烫为度。每次灸15~20分钟。上述灸法，每天2次，7~10天为1个疗程。患者降压效果明显，且一般血压越高，降压效果越明显，并且温和灸不会导致血压过度下降。王蓉等根据中医辨证方法将患者进行分型，对不同类型的患者选择不同穴位进行施灸。肝阳上亢型取曲池、太冲和涌泉；气血亏虚型取百会、中脘和足三里；肾精不足型取百会、关元和肾俞。每次施灸前让患者休息30分钟左右。艾灸时清艾条的着火点距离应根据患者皮肤对热敏感度的大小进行调整，以患者局部有温热感而无灼痛为宜，一般距皮肤5cm左右，每天施灸1次，每次每个穴位10分钟。该研究证实艾灸治疗高血压病发挥了中医外治法的优势，降低了血压并减少了长期服药带来的不良反应，是一种安全、简单、有效的控制和降低血压的方法。

6.热敏灸

作者团队研究临床运用热敏灸疗法治疗高血压，卓有成效。患者陈某某，女，38岁。患者主诉头晕1年余，加重7天。患者诉1年前因吵架后出现头晕，经平复后缓解，期间头晕反复，但未予治疗。7天前头晕症状加重，发作频繁，故特来我科就诊，现症见头晕，甚则有天旋地转感，一天至少发作2次，口干口苦，易烦躁，时汗出，纳食可，夜寐一般，舌红苔黄，脉弦数。查血压146/92mmHg。中医诊断为眩晕，肝阳上亢证；西医诊断为高血压病。予热敏灸治疗，嘱患者仰卧位，于百会穴探及穴位热敏化，即对百会穴施单点温和灸，立感温热舒适，20分钟后感清凉感自百会穴透达头面部，清凉舒适，继续施灸约15分钟后，清凉感逐渐消失，敏消量足，百会施灸完毕。后于左曲池、左足三里探及穴位热敏进行施灸，施灸方法同前，期间行循经往返灸、雀啄灸等手法，使患者产生全身放松，头脑清明，并施灸至该灸感结束为止。治疗后患者血压为126/82mmHg，血压降低至正常。二诊时，患者诉头晕、口干口苦、烦躁等症状发作次数减少、寐安，精神可，血压135/87mmHg，治疗同前。嘱患者清淡饮食，定期检测血压，不适随诊。

按：艾灸具有双向调节作用，既可使高血压下降，又可使低血压升高。热敏灸感是腧穴经过热敏探查后出现的"得气感"，是敏化腧穴的一种表现形式。本案患者因情志不畅导致眩晕，根据患者舌象脉象及症状表现辨为肝阳上亢证。因足厥阴肝经上行于巅顶，故于巅顶部预热后探得热敏点位于百会穴区，激发经气后进行单点温和灸，灸感为清凉感，治疗量为热敏感消失为度。继于高血压病热敏高发区域探得热敏点为左曲池及左侧足三里，治疗量为灸感消失为度。治疗后即时血压降至正常，这亦是"辨敏选穴，择术以治"临床思想的体现。

三、温针灸

冯国湘等采用针刺开"四关"加百会穴温针灸治疗原发性高血压，结果显示降压疗效温针灸略优于西药组。取"四关"穴即双侧合谷、太冲穴，常规消毒后选用38号1.5寸毫针垂直刺入，合谷穴进针0.8~1寸，太冲穴进针0.5~0.8寸，均施以提插捻转泻法，中度刺激，以患者有明显适度酸胀感为宜。每次留针20分钟，其间每隔5分钟行针1次，持续30秒钟。百会穴针刺时常规消毒，选用0.5寸毫针垂直刺1~2分，再将切成的小艾条段（长1.2~1.5cm）套于针柄之上，用火从近体端点燃，燃完后再换1段，每次共3段，灸火灭后取针。每天1次，连续30天。针刺开"四关"是采用泻法针刺双侧合谷、太冲。合谷穴为手阳明大肠经原穴，泻法可起到泻阳明而泻全身偏盛之气的目的；太冲穴为足厥阴肝经原穴，泻此穴能直泻肝阳而清头目、降血压；百会穴位于头顶部，为人体诸阳之会。温针灸百会穴具有调整阴阳的作用，可开通气血、上疏下导，使气血复归平衡，故开"四关"加温针灸百会穴能有效治疗原发性高血压，尤其对改善头痛、眩晕、心悸等症状效果良好。

黄效增采用温针灸足三里治疗高血压病。医者用1.5~2寸毫针刺入患者足三里穴（双侧），令得气后在毫针上套上硬纸板（以防灼伤），然后在针柄上放如杏核大艾炷，用火点燃，每穴灸3~5壮，每天1次，10天为1个疗程。可宣通五脏六腑，促进肠胃安和，气血运行通畅，达到肝阳不致上扰，血压下降的目的。

四、穴位贴敷

肖绍坚等选用自拟降压散穴位贴敷治疗高血压病。选用黄连、知母、白芍、夏枯草，将药物烘干，以5：2：2：1的比例混合后使用专用中药打粉机打成极细粉末，装在瓷瓶密封放置于阴凉处，贴敷时取以上药粉与生地黄颗粒剂以2：1的比例混合后加入适量蜂蜜调成糊状，再将药糊涂在专用穴位贴敷敷料上备用，并于患者单侧涌泉穴、太冲穴进行贴敷，每次贴敷2~3小时，每天1次，次日更换另一侧穴位交替贴敷。肖绍坚认为自拟降压散具有滋阴降火，平抑肝阳之效，配合针刺肾经井穴涌泉、肝经原穴太冲，药物与腧穴双重刺激，调节阴阳，共奏降压佳效。

孙婷单用涌泉穴中药贴敷治疗高血压病。药材选用肉桂、猪牙皂、白芷、吴茱萸、细辛、白芥子、川椒，并按6：4：3：3：3：3：1的比例研成粉末，外加少许薄荷脑和樟脑，用清水调和成膏状，摊在3cm×3cm的5层纱布上，用75%乙醇擦拭涌泉穴及其周围皮肤进行消毒，将摊有膏药的纱布采用脱敏胶带固定在双侧涌泉穴，每晚睡前贴敷，次日晨起取下，1天1次。可达到降火平肝、引火归原、祛风达邪、调整阴阳、安神降压的目的。

甘丽等将"化痰浊、调气血、通经络、养脏腑"的理论运用在穴位贴敷疗法治疗高血压病中。药物选用天麻、钩藤、吴茱萸、三七，按2：2：1：1比例混合研末，以醋调成糊状，以达到平肝、调气、滋阴、活血之功效。穴位选择三阴交、悬钟、曲池、丰隆、涌泉穴等，肝阳上亢证加风池、太冲；风痰上扰证加丰隆、太溪；肝肾阴虚证加足三里；阴阳两虚证加足三里、气海；气虚血瘀证加气海等以调节阴阳、化痰利水、疏通经络、疏肝理气、调补肝肾。先将贴敷部位用75%乙醇或碘伏常规消毒，然后将药物均匀涂于专用的穴位敷贴膜中，每次取3~5对穴位贴敷，成人每次贴敷药保留12~24小时，具体贴敷时间，根据患者皮肤反应而定。药穴同用，使之阴平阳秘、气血通畅、五脏调合。

五、刺血疗法

皮希凤等使用手十二井穴放血疗法治疗高血压病。选取少商、少冲、中冲、商阳、少泽、关冲穴，医生洗手，并戴一次性无菌手套，按摩患者双手指末端，使之充血，用碘酊或75%乙醇在患者双手指末端定穴部位擦拭消毒，左手固定患者手指，右手持一次性三棱针尾部指抵于针尖部，对准穴位迅速刺入2~3mm后快速出针，挤压针孔周围使其出血5~8滴后，用无菌干棉球或棉签按压止血并消毒放血部位。皮希凤认为井穴放血可起到祛瘀泄热、交通阴阳、恢复经络气血正常运行的作用，可通过纠正肝阳上亢的状态起到降压作用。

李扬使用耳尖放血观察降压疗效。患者取坐位，医生使用75%乙醇清洁耳郭，用左手手指按摩耳郭并将耳尖之处皮肤捏紧，右手使用采血针刺入耳尖穴，深度0.5~1mm，稍用力挤捏，每挤1滴血使用酒精棉球擦净，反复挤压5~10滴，再用干棉签按压，观察患者耐受情况。李扬认为耳尖放血疗法具有祛风镇痛、清热醒脑、降压明目等作用，能够快速明显地改善如头晕头痛等高血压病的临床症状，并且具有极好的即时降压作用。

申秀兰单用大椎穴刺络放血治疗高血压病。常规消毒后，用消毒三棱针在大椎穴上横划1cm长的痕迹，以划破皮肤并有少许血迹渗出为度。迅速将火罐放在此穴上，留罐5~10分钟，取罐时内有血液5~10ml，用消毒干棉球擦净血迹，再敷盖消毒棉球或小纱布，用胶布固定，预防感染。每次治疗时可在原划痕迹上或稍下处操作，但不宜在原划痕迹上重复。

郝某某，女，36岁。患者血压病7年余，血压常持续在160~180/100~110mmHg，伴头痛，以两额为甚，眩晕、易怒、少寐多梦、面红目赤、时恶心。舌质暗，苔薄黄，脉弦。自诉常服中西药物治疗，效果不显著，遂行放血治疗。初诊血压180/110mmHg，用大椎穴刺络放血治疗，半小时后，血压下降为150/100mmHg，头痛减轻，全身轻快。二诊时血压170/100mmHg，治疗后血压下降为148/90mmHg，精神尚好。后坚持每周大椎穴刺络放血一次，共5次，血压稳定在130/90mmHg，上述症状基本消失。

六、联合疗法

联合疗法是将两种或两种以上的治疗方法合并运用，通过彼此之间的协同作用以增强治疗效果。

　　杨晓琳和刘炜使用针刺联合耳穴贴压疗法治疗高血压病。①体针。主穴取人迎、风池、百会。肝火亢盛者加太冲、悬钟、阳辅；痰湿壅盛者加太冲、丰隆、阴陵泉；阴虚阳亢者加足三里、三阴交、肾俞。患者正坐位，局部皮肤常规消毒后，采用毫针分别针刺人迎、风池、百会，人迎直刺25~35mm，小幅度（<90°）、高频率（每分钟120~160次）捻转补法1分钟，以患者有酸胀感但不难受为宜，风池直刺17~26mm，百会平刺10~17mm，行捻转平补平泻1分钟。肝火亢盛和痰湿壅盛者，配穴均采取直刺16~25mm，毫针捻转泻法1分钟；阴虚阳亢者，配穴直刺25~35mm，毫针捻转补法1分钟。均留针30分钟，每天1次，连续治疗4周。②耳穴贴压。主穴取神门、心、降压沟、交感。阴虚阳亢者加肾、肝，肝火亢盛者加肝、胆，痰湿壅盛者加脾、胃、大肠。耳部皮肤用75%乙醇消毒，取王不留行籽贴敷于相应耳穴上，并适度按压1~2分钟，至耳郭发热、胀痛，嘱患者每天每穴按压3~5次，隔天换另一侧耳穴，连续治疗4周。其认为人迎穴为足阳明胃经之穴位，阳明经为多气多血之经，五脏六腑之海，针刺人迎穴使之阴平阳秘、气血调和，以达到血压平稳的目的；百会行平补平泻法，可清利脑窍而定眩；胆经风池和肝经太冲，清泻肝胆，平抑肝阳；足三里补益气血以固本。《灵枢·口问》曰："耳者，宗脉之所聚也。"通过对耳穴相应部位的刺激，可以平衡机体功能，调节气血，调节神经，调整内分泌机能，以达到防病治病的效果。

　　章苡丹等使用针刺联合耳穴贴压疗法治疗痰湿型高血压病。降压沟、神门、交感、皮质下、枕、心、脑、脾、胃，操作：选用0.25mm×0.25mm的无菌合金针灸针行针刺治疗，选用王不留行籽为贴压材料，并予另一耳相应耳穴穴位贴压。章苡丹认为刺激降压沟、神门有清热安神之功，降压沟位于迷走神经耳支，可兴奋迷走神经，交感具有双向调节作用，二穴合用，降低交感神经兴奋性，从而起到降压作用。神门具有镇静、降压作用，与皮质下合用具有宁心安神之功。结合枕、脑以改善眩晕症状。心、脾、胃三穴从脏腑论治以治本，"心主血脉"，从心论治以改善血液循环，降低周围血管压力，从而起到降压作用。脾、胃二穴，补益脾胃，使脾之运化，胃之受纳功能调和，则痰湿自除，血压得以正常。

　　郭秀媚和管霞飞使用中药穴位贴敷联合耳穴贴压疗法治疗高血压病。①耳穴贴压疗法：取心、神门、交感、皮质下、肝、肾、脾、枕等穴，每次选3~5个穴位贴压，双耳轮流使用，所选穴位既可相同，也可互补。患者取舒适体位，医生一手持住患者的耳轮后上方，一手利用耳穴探针找寻最疼痛穴位，确定穴位后，先常规消毒，再贴敷耳穴贴（王不留行籽），并用拇指、示指指腹轻轻按揉，待患者有得气感（酸、胀、痛等）后，继续按揉20秒，暂停10秒，再揉压20秒，重复揉压5次，注意按揉操作中医生指腹与患者皮肤间不可产生滑动。②中药穴位贴敷：取涌泉、巨阙、太冲、内关等穴位。取等量的吴茱萸、钩藤、白芥子、川芎等药，研成粉末后，加入白醋调制成糊状。选定穴位，另备3cm×3cm的圆形胶布，取黄豆大小药糊置于其中央，敷于穴位上，用纱布固定后，轻按片刻。其认为涌泉穴为足少阴肾经之首穴；巨阙穴为任脉之主穴；太冲穴为足厥阴肝经之原穴、输穴；内关穴为手厥阴心包经之络穴；几穴相配具有宁心安神、滋肾养肝之功效，有助于治疗高血压病。吴茱萸具有散寒止痛之功效，可主治头痛、高血压病；钩藤平肝潜阳、通络祛风；白芥子散结通络；川芎行气开郁、活血止痛；几药合用即可通调气血、平和阴阳，又能通经活络。贴敷于上述诸穴，借助腧穴发挥通里达外之功，补益心肾、平肝潜阳、健脾化痰、益气养血之效。内病外治法，引阳入阴，补其不足，损其有余，以调和气血，交通、平衡阴阳。

彭英等观察头面部按摩配合耳穴贴压疗法对高血压病的治疗效果。①头面部按摩：选太阳、印堂、百会、翳风、风池、桥弓。抹面（双手手掌互相搓热后贴于脸上缓缓向上推移至前额，抹30次）；抹眼眶（双手大鱼际分别贴于左右眼眶，从睛明穴开始，沿眼眶做外上方向的轻快柔和的移动，分推至太阳穴，抹30次）；按揉太阳（双手示指指腹分别按压左右太阳穴10秒，以有"得气感"为度，继而以顺时针和逆时针的方向各揉动30圈）；推印堂（双手大鱼际紧贴印堂穴，缓缓垂直向上推移至百会穴，推30次）；分阴阳（用双手大鱼际在额中线缓缓向两侧推移，途经阳白穴，止于头维穴，推动30次）；叩百会（五指并拢，指端为着力部位，叩击30次）；拿捏耳郭（以双手拇指与示指、中指的指腹分别捏住左右耳郭，对称用力做连续捻转挤捏的动作，直至双耳郭发红、发热为止）；按揉风池（手法同按揉太阳穴）；推桥弓（手掌大鱼际自耳后翳风经桥弓穴自上往下推至缺盆一线，每侧30次）；鸣天鼓（双手掌心分别按住两耳孔，其余四指放在枕后做有节律的叩击运动，使耳内出现隆隆鼓声，每次30下）。②耳穴贴压疗法：选交感、神门、皮质下、降压沟、高血压点、肝。耳郭用75%乙醇消毒，待干后用磁珠贴在交感、神门、皮质下、降压沟、高血压点、肝穴上，双耳施治。嘱患者每隔2小时将拇指和示指置于耳郭的正面和背面进行按压，力度由轻到重，按压时长3分钟，在第2天晚上睡前取下。其认为头面部按摩可以放松肌肉，缓解精神紧张，调节神经系统，改善中医证候，降压效果持久。耳穴贴压配合拿捏耳郭可调节脏腑功能及阴阳平衡，从而使血压下降，症状缓解。

王小辉等使用中药足浴联合耳穴贴压疗法治疗高血压病。①中药足浴：钩藤20g、夏枯草20g、肉桂12g、川芎12g、红花12g、杜仲12g、川牛膝25g、桑叶12g，并随证加减。痰湿壅盛加石菖蒲12g，薏苡仁20g；阴虚阳亢加白芍10g，牡丹皮15g；阴阳两虚加熟地黄12g，菟丝子15g；肝火亢盛加龙胆草15g，野菊花12g。药物煎汤取药汁1500ml，泡足30分钟，保持水温40℃左右为宜，每天1次，2周为1个疗程。②耳穴贴压疗法：选肾上腺、降压沟、内分泌、肾为主穴，并随证加减。痰湿壅盛加脾、肺2穴；阴虚阳亢、阴阳两虚及肝火亢盛加心、肝2穴。先消毒耳郭后对其按摩，之后将耳穴贴（王不留行籽）贴在上述穴位上，每次贴1耳，每天1次，两耳交替。嘱患者按压治疗处，力度适中，每次按压约5分钟，每天3次（早、中、晚各1次），2周为1个疗程。其认为通过中药足浴可起到平肝潜阳、温经活血的功效。十二经脉皆与肝、肾相关联，肾开窍于耳，故采用耳穴贴压疗法刺激相应穴位，通过十二经脉直接调节其相关脏腑功能而发挥功效。

童芬芬等使用柴胡加龙骨牡蛎汤加减联合耳穴贴压疗法治疗高血压病。大枣6枚，生姜9g，珍珠母10g，牡蛎20g，大黄13g，半夏9g，茯苓15g，桂枝10g，人参10g，黄芩9g，龙骨20g，柴胡15g。以水煎煮，每天1剂，收汁300ml，早晚分2次服用。取胃、脾、肝、心、耳迷根、降压点、耳背沟、神门穴，将王不留行籽贴于上述耳穴，揉按各穴每天2次，每次5分钟。童芬芬认为黄芩及柴胡能清热理气、疏肝解郁；牡蛎、龙骨有镇静安神、平肝定眩、滋阴潜阳之功，可用于失眠惊狂、心悸亢进、胸腹跳动感及其他神经症状；桂枝可温经通络化气、平冲降逆；茯苓可安神利尿，而半夏可协同茯苓健脾燥湿，去胃内停水；党参、大枣能益气升清，与生姜调和诸药，强化药效；大黄主治里实谵语；而珍珠母替代铅丹，可潜阳平肝镇静，且无铅丹之毒性。诸药联用，共奏平肝定眩、滋阴潜阳、温经通络、疏肝解郁之功。刺激胃、脾、肝、心、耳迷根、降压点、耳背沟、神门穴可平衡机体阴阳、调节脏腑机能、疏通经络，进而降低血压。

刘辛娟使用耳尖放血联合耳穴贴压疗法治疗高血压病。①耳尖放血：凡首诊时收缩压在165mmHg左右、舒张压在103mmHg左右的患者，急行双耳尖点刺放血，在2分钟内使收缩压下降30mmHg左右，舒张压下降20mmHg左右，然后行耳穴贴压王不留行籽。②耳穴贴压疗法：取神门、降压点、降压沟、肝、肾、心、枕、皮质下。根据高血压病的辨证分型酌情配用肝阳、脾、胃、颈椎、太阳、额等穴。耳郭常规消毒，然后用镊子将粘有1粒王不留行子的方形小胶布，对准用探针定准的耳穴，进行贴压。贴压耳穴后，嘱患者每天自行按压耳穴3~5次，每次约5~8分钟。耳穴每星期调换1~2次，两耳交替进行。10次为1个疗程，一般治疗2~3个疗程。刘辛娟认为耳尖点刺放血可通调瘀滞之气血，耳穴贴压可养肝滋肾、活血理气。二者共奏调和气血、改善微循环之功。

胡丽华等使用药物结合电针联合耳穴贴压疗法治疗高血压病。①药物治疗：每天口服氨氯地平2.5mg，于早餐前顿服，如患者2周后达到疗效标准每天可加量至5.0mg，1个疗程为4周。②电针治疗：取百会、风池、曲池、神门和三阴交，如肝阳上亢配太冲，肝肾阴虚配太溪，痰湿内阻配丰隆。取1.5寸毫针运用平补平泻法针刺诸穴，采用G6802型电针治疗仪给予曲池、神门穴脉冲电刺激，波形为连续波，2~3Hz，强度以患者耐受为限，留针30分钟，每天1次，12次为1个疗程，连续治疗2个疗程。③耳穴贴压磁珠治疗：耳穴取降压沟、心、肾、肝、神门，在上述耳穴处贴压磁珠，并用胶布固定，嘱患者于每天上午、下午、晚上各按压磁珠1次，每次3分钟，以产生酸胀感为度，双耳交替贴压4周为1个疗程。胡丽华认为针刺的降压作用主要是通过降低机体细小动脉的外周阻力来实现的，在曲池、神门穴等处加用脉冲电刺激可增强针刺降压效果并改善患者心律。同时于耳穴处贴压磁珠不仅可按摩、刺激耳穴，还可发挥磁珠的磁场生物学效应，使降压效果更加明显。

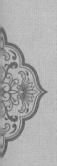

第五章
针灸治疗高血压病的疗效特点与规律

针灸的疗效是在"得气"的前提下产生的，早在《灵枢·九针十二原》中就有记载"刺之要，气至而有效，效之信，若风之吹云，明乎若见苍天，刺之道毕矣"及《标幽赋》中"气速至而速效，气迟至而不治"，皆强调得气在针灸取效中的作用。故临床上针灸治疗高血压病的各种方法不论是采用何种针灸工具如毫针、电针、艾条等，还是取法何种特色理论如头皮针、腹针等，皆应在得气的前提下，配伍取穴组方、留针时间、针刺频次、针刺手法等因素，保障疗效。

第一节　针灸疗效特点

20世纪50年代，针灸治疗高血压病主要是以个人、医家经验或病例观察、为主，取穴治疗方式主要有固定穴位治疗、辨证取穴治疗、独穴治疗。及至21世纪，涌现出了治疗高血压病的诸多针灸名家，针灸方法不胜枚举，具有不同特点。

1."活血散风、疏肝健脾"针刺降压法特点

石学敏有明确规范手法量学标准和量效关系的"活血散风、疏肝健脾"针刺降压法，可有效改善高血压患者的临床症状，降低血压，对即刻降压和远期降压疗效明显，且能改善血压变异性，整体调节血压节律，并逐步减少使用降压药物，改善血管内皮功能等，进而减轻靶器官的损害。王增荣等试验结果表明"活血散风、疏肝健脾"针刺降压法能降低高血压病患者晨间收缩压和舒张压，且可降低24小时收缩压和舒张压。高新新等采用"活血散风、疏肝健脾"

针刺降压法治疗高血压病患者30次后发现，对清晨收缩压和舒张压较治疗前有显著下降。阎琦发现针刺治疗高血压病患者60次后，患者平均收缩压下降更明显，且血压勺型维持正常曲线。说明"活血散风、疏肝健脾"针刺降压法能改善血压变异性，调节血压节律。张春红等观察运用"活血散风、疏肝健脾"针刺降压法治疗高血压病患者，结果停减降压药率达75%，且停药后收缩压下降明显，证明配合"活血散风、疏肝健脾"针刺降压法能使患者逐步减少降压药物，且可维持血压值在正常范围。

2. 平衡针疗效特点

王文远的综合"上病下治""左病右治"的平衡针疗法针刺降压，可有效改善高血压病患者的心率、收缩压、脉搏、舒张压等，对即刻降压和远期降压疗效明显。鄢斌对120例高血压合并心律失常患者进行了随机分组研究，对照组60例采用传统针灸疗法，治疗组60例采取以平衡针降压穴为主的平衡针疗法。结果治疗组总疗效明显高于对照组，其机制可能是通过刺激足底内侧神经，调整人体遗传基因程序，使其恢复到正常状态，从而促进中枢神经系统功能的恢复以降低血压。林书洲通过观察平衡针治疗高血压患者血压值变化，发现在针刺患者双侧降压穴、头痛穴后的120分钟内，有明显的降压效果。

3. 艾灸疗效特点

（1）灸的材料、形式不断丰富：灸材从开始的艾叶，逐步发展为灯心草、墨旱莲等天灸及太乙神针、雷火神针等药灸。灸的形式也从一开始的实按灸逐步演化成悬灸、隔物灸及灸器灸等。现代科学研究发现艾灸治疗高血压病有其客观的物质基础，其可能与经络系统调节机体的神经–内分泌系统、血液流变学以及生化等多个方面有关。

（2）起效快捷，疗效持久：艾灸降压存在即时效应，起效迅速，且疗效稳定，可将24小时内血压控制在较低水平。安素琪通过研究发现艾灸涌泉穴与口含硝苯地平片都有快速降压的效果。曹晶等发现艾灸百会穴有降血压的即刻效应，快捷的疗效可以增强患者的信心，提高患者的治疗依从性。有研究表明，艾灸不仅有着即时降压的效果，还能将治疗效果在24小时内保持在一个相对稳定的状态。

（3）择时艾灸，提升疗效：正常生理状态下人体24小时血压变化呈现一定的节律性，称为"血压昼夜节律"。原发性高血压患者的血压昼夜节律异常会加剧相关靶器官的损害。有研究表明温和灸配合子午流注治疗高血压病可有效控制血压并减少相关并发症，根据气血流注的强弱变化"因时选穴"，施以温和灸可以起到调整阴阳，纠正高血压的作用。席沙等研究发现，与非酉时艾灸涌泉穴比较，酉时艾灸涌泉穴在降低血压和改善患者临床症状上具有明显优势。

（4）未病先防，前期干预：高血压前期是正常血压到高血压病的过渡阶段，又叫正常高值血压。有研究表明，高血压前期者较血压正常者更容易患高血压病且心血管风险明显增加。陆周翔等研究发现热敏灸可以有效降低高血压前期者高血压确诊率，且能有效纠正患者偏颇体质。付宁等研究发现相较传统针灸治疗方法，热敏灸具备实现个体化治疗的优点，因此可以有效防治高血压前期。赵帅等观察热敏灸疗法治疗高血压病的临床疗效，结果显示，热敏灸组总有效率为70.59%，远超对照组的6.25%（期间未予任何治疗）。

4.穴位贴敷疗效特点

穴位贴敷疗法能够降低高血压病患者的血压，提高降压稳定性，改善高血压病患者眩晕、头痛、口干、口苦等症状，且能维持一定的远期疗效。其特点如下：一在穴位选择上，主要是涌泉、曲池、太冲、神阙、三阴交、内关和三阴交等。二是在腧穴配伍上，主要的穴对有三阴交—涌泉、神阙—涌泉、内关—涌泉、足三里—三阴交、三阴交—内关—涌泉等。特定穴分析显示，原穴、络穴、背俞穴及募穴是最常用的特定穴。俞募原配穴是穴位贴敷治疗高血压病的常用配穴法。背为阳，腹为阴，阳病可针刺腹募穴以调整经气的虚实而引邪外出，阴病从背俞穴入手，引入里之邪外出，正与《素问·阴阳应象大论》所言"从阳引阴""从阴引阳"经旨如出一辙。穴位贴敷治疗高血压病时多采用心俞配巨阙、肝俞配期门的方法，增强理气活血、宁心安神、疏肝止痛的功效。原气导源于肾间动气，经三焦运行流注全身，是十二经的根本，因此刺激原穴可使三焦原气通达脏腑，增强俞募配穴的效力，故临床常用神门、太冲配合相应的俞募穴降压。三是在贴敷药物选择上，主要选用温、微寒、平，归肝、肾、脾经的药物，其中以吴茱萸最为常用，由于穴位贴敷的给药途径与内服不同，故在辨证施治、选择对症方药的同时，可加入少量芳香走窜类药如冰片，因其可"率领群药开结行滞，直达病所，拔病外出"。刺激发泡类药物，如白芥子、细辛等在穴位贴敷时广泛运用，独用或配入复方中使用俱佳，可通过发泡持久地刺激"腧穴–经络–脏腑"，以达到治疗目的。四是常配合其他治疗方法，如针灸、耳穴压豆、口服中药等中医特色治疗方法。

5.刺血疗法疗效特点

刺血疗法在平稳有效降压的同时能明显改善患者伴随症状,改善患者血液循环,调节血脂,提高免疫力,对心脑血管疾病有很好的预防缓解的作用。刺血疗法具有以下特点:①在腧穴选取上,多选耳尖、行间、大椎、百会、太阳、十二井穴等穴。②在治疗方法选取上,有单用刺血疗法,又有刺血疗法结合针刺或药物或穴位埋线等方法。③疗效具有时效性且降幅不同。有研究表明耳尖放血法治疗15分钟时血压开始下降,治疗后30分钟时降压效果最好,收缩压下降(7.93±2.67)mmHg,舒张压下降(5.55±3.30)mmHg,治疗后60分钟仍有降压效果。吴广伟等以耳尖放血法对306例高血压病患者进行观察,治疗后血压显著下降($P<0.001$),15分钟后舒张压下降15~21.75mmHg,收缩压下降18.75~41.25mmHg的243例,占79%;舒张压下降3.75~15mmHg,收缩压下降7.50~18.75mmHg的39例,占13%;血压无变化者24例,占8%。张文军等以刺血法对405例患者做近期观察,首次治疗后收缩压的最大下降值为50mmHg,平均下降9.25mmHg,舒张压最大降值为30mmHg,平均下降4.23mmHg,各期疗效不同。刘幸娟等对188例患者行耳尖点刺放血,总有效率92%。其中Ⅰ期18例,Ⅱ期144例,Ⅲ期10例,无效的16例均为Ⅲ期患者,提示该法对Ⅰ、Ⅱ期高血压病疗效可靠,对Ⅲ期疗效较差。张文军等对高血压病患者进行耳背放血,大椎、至阳刺络拔罐,发现疗效与年龄、病程、性别无明显关系,尤对Ⅰ期高血压病患者临床症状及血压改善最为显著。

第二节　经络腧穴规律

腧穴是脏腑经络气血运行输注于体表的特殊部位,是经络系统通达的外属部分,是人体和外界沟通的转输站。腧穴既可以反映体内脏腑经络气血的生理病理变化,又是接受刺激并传至经络、脏腑以调节其功能的"刺激点",是针灸临床取效的关键环节之一。下面就对近现代针灸治疗高血压病常用腧穴进行总结和分析。

1.腧穴频次

在针灸治疗高血压病临床文献挖掘中,取穴涉及86个穴位,12条经脉,所选穴位以体穴为主,多取足阳明胃经、督脉、足太阳膀胱经、足厥阴肝经、足少阳胆经，频次较高的穴位依次为太冲、曲池、足三里、风池、百会等。太冲为足厥阴肝经之原穴，有疏肝理气、平肝降逆之功效。肝阳上亢是高血压病形成机制中最重要的一条，吴焕林等采用针刺双太冲穴对65例肝阳上亢型高血压病患者的即时降压效应进行观察，结果发现患者针刺前后血压比较差异有统计学意义，且针刺降压幅度与针刺前血压呈正相关，太冲降压效果较好。曲池、足三里属足阳明胃经腧穴，阳明经为多气多血之经，曲池有平冲降逆、清热解表、疏通经络之功效。足三里有调理脾胃、补中益气、通经活络、疏风化湿、扶正祛邪之功效，取此以泄阳邪。马朝阳等就用电针刺激双侧曲池穴治疗高血压病患者40例，选用波形为20Hz的等幅连续波，刺激强度以患者耐受为度，每次留针10分钟。结果显示，治疗前后患者血压的变化与口服尼卡地平片组无差异，提示电针刺激曲池穴与口服降压药效果相当。李勤等用艾灸足三里穴治疗高血压病，观察艾灸足三里穴对老年高血压病的辅助治疗效果，艾灸2周后取得较好疗效，有效率达90%。风池为手足少阳、阳维交会之穴，加之足少阳胆经与足厥阴肝经互为表里，有调理诸阳、泻肝胆之热而清利头目、祛外风息内风之功效，取此以潜清空浮越之阳。瞿涛等对127例高血压病患者的双风池穴进行针刺，结果发现即时降压作用总有效率为92.92%，对1级和2级高血压的近期疗效分别达到76.81%和84.48%，说明了针刺风池穴具有良好的即时降压效果。百会为督脉穴，位于巅顶，入络于脑，系督脉与手足三阳经之会，具有调理全身气机、调和阴阳、宁心安神之功效。吴雪梅等采用百会穴透刺对120例高血压病患者进行疗效观察，发现百会透刺治法能显著降低24小时平均收缩压、平均舒张压、平均脉压差、脉压指数，可持续、平稳、有效地降低24小时血压，降压效果显著优于仅健康教育生活方式干预组。此外人迎穴也是临床常用的降压要穴，属足阳明胃经腧穴，且为脉气之所发处，说明人迎穴有调整机体阴阳、摄纳阳明气血、定眩降压等功效。卫彦认为人迎降压机制可能与针刺后患者血清内皮素（ET）、一氧化氮（NO）和ET/NO等血管活性物质的含量得到调节，舒张血管有关。

2.腧穴配伍

穴位的核心组合有24个，通过聚类分析得到以下12首新方组合：①气海、神门、三阴交、肾俞、太冲；②安眠、头维、四神聪、听会；③合谷、足三里、人迎、风府；④合谷、风池、大椎、曲池；⑤合谷、太溪、人迎、风府；⑥行间、风池、风府、脾俞；⑦足三里、丰隆、中脘、关元、神门；⑧百会、内关、大椎、风府；⑨百会、风池、风府、脾俞；⑩肾俞、太溪、三阴交、神门；⑪肾俞、太冲、脾俞、肝俞、神门；⑫丰隆、中脘、太冲、内关、阴陵泉。从处方中发现取穴达26个，涉及12条经脉，所选穴位多取足阳明胃经、督脉、足太阳膀胱经、足厥阴肝经、足少阴胆经。选穴方式有循经选穴、局部选穴和辨证选穴等。选穴与原发性高血压"本虚标实，肝肾阴虚为本，肝阳上亢，痰浊内蕴为标"的病机相对应，多选用调和阴阳、平肝降逆的腧穴，达到改善症状和治疗的目的。

第三节　补泻手法研究

针刺手法是指从进针到出针的一系列操作过程，是产生补泻作用、促使机体内在因素转化的主要手段，是临床取效的关键环节。针刺补泻产生的效应与机体的机能状态密切相关，多数情况下，不论何种补泻，对高血压病患者均不会产生升压作用，即针刺补泻均有降压作用，只是降压效果存在差异。

睢明河在对高血压病患者曲池穴进行针刺治疗时发现，无论得气与否，进针10分钟后患者血压均能明显降低，其中不得气时血压在10分钟后明显下降，但幅度低于得气时的降压效果，而对捻转补泻手法，无论不分虚实还是区分虚实进行左转补法或右转泻法，对降压效果没有明显差别。王赫等观察针刺捻转补泻法对自发性高血压大鼠（Spontaneously Hypertensive Rats，SHR）小脑NE、5-HT、NO含量的影响。结果发现捻转泻法组和捻转补法组降压效果比普通针刺组及模型组更佳，治疗时间越久，疗效差异越大。说明在针灸治疗过程中行补泻手法能取得更好的降压效果，且捻转补法组和泻法组的调节作用存在显著差异，值得临床进一步研究。其降压机制可能与调节小脑NE、5-HT、NO含量有关。

郭秋蕾等通过针刺捻转补泻手法对SHR下丘脑肾素-血管紧张素系统（RAS）的研究。结果发现针刺捻转补泻手法能明显降低SHR血压，降压效果捻转泻法组>捻转补法组>针刺组，表明针刺捻转补泻手法较单纯针刺不施加手法的降压效果更明显，且在捻转补泻手法中，捻转泻法降压效果最显著。HE染色提示针刺捻转补泻手法能减轻SHR下丘脑组织的高血压性损伤，对下丘脑神经元有保护作用。针刺捻转补泻手法均能显著降低SHR下丘脑RAS升压轴各组分表达，升高SHR下丘脑RAS降压轴各组分表达，对RAS各组分表达有良性调控的作用。孙娇等人在针刺捻转补泻手法对SHR海马HPA轴的影响及其降压机制的研究中发现，与模型组比较，捻转泻法组和捻转补法组均能明显降低SHR血压，各针刺组海马糖皮质激素受体（GR）含量明显降低，HPA轴各组分表达量明显降低，且捻转泻法组较捻转补法组降压效果和良性调控HPA轴作用更明显。针刺捻转补泻手法可以通过调节海马中GR含量表达、抑制HPA轴活动，起到降压作用，这可能是针刺捻转补泻手法降压的机制之一。郝晓敏等人通过针刺捻转补泻手法对SHR小脑组织中 γ-氨基丁酸（GABA）、谷氨酸（Glu）表达的影响发现，捻转泻法组、捻转补法组、电针组3个针刺组均能明显降低SHR血压，且捻转泻法组血压降低最显著，捻转补法组与电针组降压效果相当。SHR小脑组织中GABA含量的降低与Glu含量的升高可能是高血压形成的中枢机制之一。对"太冲穴"施以针刺捻转补泻手法可有效降低血压，使GABA含量升高、Glu含量降低，小脑中GABA、Glu参与了针刺捻转补泻手法对SHR的血压调节过程，且不同针刺手法调节作用差异显著，捻转泻法效果最显著。

高血压病的发生发展是一个复杂的病理过程，与交感神经调节系统活性增强、RAAS的失衡、血管内皮相关功能因子NO、ET等损伤、胰岛素抵抗、免疫系统功能紊乱等因素密切相关。而针灸降压可从多系统展开，作用于多个靶点，可通过作用于不同系统的不同因子激发不同的机制而达到降压的疗效，如调控交感神经兴奋性；调节RAAS分泌水平，减少水钠潴留；改善血管内皮功能障碍，抑制血管重构；改善机体胰岛素抵抗状态；调节免疫功能等。本章节主要介绍针灸降压的部分靶点及相关机制。

第一节　针灸抑制交感神经系统激活

在高血压病患者中，交感神经活动增强是高血压病发生的一个始动因素。研究表明，交感缩血管神经纤维和舒血管神经纤维共同支配血管神经，其中以交感缩血管神经纤维为主。该纤维末梢释放的递质为去甲肾上腺素（Norepinephrine，NE），NE与受体结合，交感缩血管神经纤维兴奋，表现缩血管效应，从而心率增快、血压上升。此外，高血压病发病还与中枢、外周神经（如迷走神经）密切相关，针灸可通过调节各脑区之间的连接和相关神经递质从而发挥降压作用。

孙嫘等将自发性高血压大鼠（spontaneously hypertensive rats，SHR）随机均分为3组：模型组、针刺组及电针组，研究针刺人迎穴对SHR血压及延髓头端腹外侧区氧化酶丙二醛（Rostral ventrolateral medulla，RVLM-MDA）、抗氧化酶超氧化物歧化酶（Superoxide dismutase，SOD）的蛋白表达和外周血清丙二醛

（Malondialdehyde，MDA）、SOD及NE含量的影响。结果显示针刺组与电针组血清NE含量、RVLM的MDA蛋白表达水平与血清含量下降，而RVLM的SOD蛋白表达与血清含量升高。RVLM作为交感神经控制中枢，对血压的维持及交感神经系统的调节起着关键性的作用。研究表明，血压升高以及交感输出亢进的重要病理之一是RVLM的氧化应激。此研究结果说明针刺人迎穴可能通过提高RVLM抗氧化能力以降低交感神经活性从而缓解SHR的高血压反应。此外，孙翠等运用磁共振脑功能成像技术，观察针刺和假针刺太冲穴对高血压病患者的脑功能成像变化，分析针刺太冲穴治疗高血压病的可能中枢机制。结果显示针刺太冲穴可主要引起对侧脑区耗氧量增高，主要激活区域为左侧前扣带回、左侧顶下小叶、左侧颞下回、左侧颞中回、右额叶中央前回，激活区域与运动区、视觉、情感认知有关，说明太冲穴发挥降压作用和改善相关症状的中枢效应主要是通过激活前扣带回调节副交感神经来实现的，并且通过前扣带回加强与其他脑区的功能连接，从而改善长期高血压带来的认知损害。

中枢神经递质紊乱也影响着高血压病的发生发展。RVLM中的阿片类系统，包括内啡肽和脑啡肽，主要分别通过刺激μ和δ阿片受体起作用。Li M等研究发现电针足三里和上巨虚产生降压的作用机制，可能是通过增加RVLM中阿片类物质（EKP）的含量实现。Li P等研究发现针灸可有效降低高血压患者的收缩压和舒张压，其机制可能是针灸通过降低交感神经活性，减少儿茶酚胺水平进而以降压。李成行观察针灸调心方（灵台穴、神道穴、内关穴）与针刺双内关穴两种治疗方案，以心率变异性（HRV）的频域指标LF、HF、LF/HF为观察指标，观察原发性高血压病患者HRV变化，结果提示针灸调心方和针刺双内关穴均可对患者的心率变异性产生影响，可明显降低患者血压、交感神经活性和增加迷走神经活性，调节自主神经的均衡性，但针灸调心方调节迷走神经及自主神经均衡性的作用更好。

第二节　针灸抑制RAAS激活

RAAS是人体内重要的血压调节系统，该系统包含一系列可以相互作用并且产生血管活性的物质，可调节血压、维持水液稳态平衡。

近年来研究表明，在该系统中血管紧张素的增加是高血压病发病的关键。

张氏研究发现针刺SHR太冲穴可显著降低大鼠收缩压，可能是通过降低Ang Ⅱ的含量、抑制TGF-β介导的p38/MAPK信号通路以发挥降压作用。田艳鹏等研究显示，针刺可通过抑制RAAS的激活，降低SHR体内血浆及肾组织中的肾素、血浆Ang Ⅱ含量，抑制醛固酮分泌，减少水钠潴留，从而降低血压。其进一步研究不同捻转手法对SHR肾素及Ang Ⅱ的影响，研究结果表明，捻转补法、捻转泻法、平补平泻及针刺留针均可降低SHR血浆及肾组织肾素、Ang Ⅱ水平，而捻转泻法效果优于其他手法，表明不同针刺手法可能均可抑制RAAS激活，而针刺泻法治疗效应最明显。

第三节　针灸调节血管内皮功能

血管内皮在调节血流、控制血压方面发挥了不可或缺的作用。正常情况下，血管内皮会持续释放一氧化氮（NO），NO具有舒张血管的作用，由血管内皮细胞产生后进入平滑肌细胞，通过一系列反应，引起血管舒张，血压进而下降。内皮素（ET）具有收缩血管的作用，当血管内皮细胞受到刺激后，血管收缩，升高血压。针刺可治疗高血压病的部分机制正是针刺后会刺激血管内皮细胞，使平滑肌细胞松弛，NO含量升高，ET含量降低，进而引起血压下降。Leung SB等针刺SHR足三里和太冲穴，发现可降低血压，其机制与改善血管内皮因子有关，针刺治疗6周后引起SHR内皮型一氧化氮合酶（eNOS）水平升高，NO增多，血压下降。王建明等采用不同针刺方法治疗60例高血压病患者，观察治疗前后的血压、内皮素分子（ET-1）、NO水平变化。结果显示治疗后患者舒张压和收缩压均有显著降低，血清NO值显著升高，ET-1值显著降低，表明针刺可能通过改善血管内皮细胞功能、促进内皮细胞的增殖，进而减少ET-1合成、增加NO分泌而达到降压的效果。

第四节　其他机制

一、针灸改善胰岛素抵抗

胰岛素抵抗产生的高胰岛素和高糖状态，使得肾脏对水钠的重吸收增加，从而使得交感神经兴奋，直接导致血压升高。针灸可改善胰岛素抵抗状态，减少肾脏对水钠的重吸收，降低交感神经的兴奋性，进而降低血压。研究显示电针刺激曲池穴有很好的降压作用且能改善高血压大鼠的胰岛素抵抗并降低其血脂。郭玉红观察治疗组（针刺太冲、百会、曲池等穴位）和对照组（伊那普利灌胃治疗）前后血压、空腹血糖、空腹血胰岛素、胰岛素敏感指数及TNF-α水平的变化。结果表明治疗组血压、空腹血胰岛素、TNF-α水平下降，胰岛素敏感指数上升，两组比较有显著差异（$P<0.05$），提示针灸能通过降低TNF-α的含量而改善胰岛素抵抗，进而改善血压。

二、针灸调节免疫系统

近年来，研究发现高血压病的发生、发展及并发症产生的全过程可能与免疫系统功能紊乱有关。巨噬细胞、T淋巴细胞、NK细胞等免疫细胞，细胞粘附分子-1等体液免疫因子，它们的数量改变和活性紊乱是免疫功能紊乱的根本原因。研究表明针刺疗法可调节免疫功能紊乱，针刺疗法不仅可升高淋巴细胞的数量，还可高效激活NK细胞的活性，降低促炎细胞因子的含量，从而修复和保护内皮细胞，抑制交感神经兴奋，减弱心血管反射，最终使血压下降。陈氏等针刺30例高血压病患者双侧风池、足三里、内关及行间穴后检测患者血清中TNF-α、基质金属蛋白酶9（Matrix Metallo Proteinases 9，MMP-9）水平，发现TNF-α、MMP-9较治疗前有明显的下降，表明针刺可通过兴奋血管壁外周神经，释放降钙素基因相关肽，舒张血管进而降低TNF-α、MMP-9水平。另外针刺可提高迷走神经活动度，增加乙酰胆碱的释放，竞争性地与巨噬细胞上的a7n AchRs受体相结合，从而减少了TNF-α、MMP-9等炎症因子的释放，抑制了炎症因子和炎症细胞的扩散，最终改善了免疫功能的紊乱，从而使得血压下降。

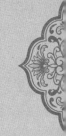

第一节 难治性高血压定义与流行病学

2018年，美国心脏协会更新了难治性高血压（Resistant Hypertension，RH）的诊断标准，患者使用了至少3种降压药（适合的剂量且至少包含一种合理的利尿剂）仍不能将血压控制在目标水平以下。另外需要使用≥4种降压药，血压才能达标的情况，也归类为难治性高血压，此类归属于可控制难治性高血压范畴。而用≥5种降压药血压仍不能达标的高血压病患者，则称为顽固性高血压。具体如下表所示（表4）。

表4　难治性高血压和顽固性高血压定义表

高血压名称	血压控制情况	降压药种数
顽固性高血压	不达标	≥5种
难治性高血压（可控制）	达标	≥4种
难治性高血压	不达标	至少3种
高血压	达标	≤2种

在进行难治性高血压的诊断时，需先排除假性难治性高血压。假性难治性高血压主要影响因素有患者治疗的依从性、白大衣高血压效应。此外，也需确认患者目前状态为已克服了临床的治疗惯性。

患者治疗的依从性方面，可通过医生询问、电话随访及进行尿液药物浓度分析等相关检查确认患者服药情况。而想要提高患者的治疗依从性，也可在保证治疗效果的前提下有限选择每天服用1次的药物或者根据患者收入情况选择易购买、价格低的药物，以便患者更好的按照药物治疗方案进行治疗。

白大衣高血压效应方面，包括完善高血压病专项检查（24小时动态血压监测）、居家自行监测血压等。

除上述情况之外，在诊断难治性高血压时还需排除继发性高血压等情况。如患者由于先天性主动脉缩窄或者患有原发性醛固酮增多症出现血压问题，那么选择原发性高血压药物治疗效果不大，需采用相对应的治疗措施。如临床上出现此类情况，需辨别是否存在继发性高血压。

目前研究对难治性高血压的患病率和流行特点并不十分明确，我国尚无准确的流行病学数据，但从不同年龄组获得的资料显示，在所有降压治疗患者中难治性高血压的患病率为10%~20%。中国高血压最佳治疗试验在大陆148个城市中展开，共招募54590名成年高血压病患者，结果显示，中国难治性高血压与超重/肥胖和代谢综合征相关，发生率为1.9%。据2008年美国心脏协会关于难治性高血压的诊断、评估和治疗的科学声明所述，小样本研究显示难治性高血压的患病率在普通门诊中低于5%。

第二节　难治性高血压病因及发病机制

难治性高血压的病因及发病机制涉及多个方面。高盐摄入、肥胖、吸烟、饮酒、颈动脉压力反射功能减退等因素是高血压病患者血压难以控制的基本原因。其次，治疗不当是难治性高血压最常见的原因，如医生不能合理地指导患者用药或患者不遵医嘱。此外，继发性高血压常发展成难治性高血压，包括肾实质性高血压，如肾小球肾炎、肾盂肾炎、多囊肾、糖尿病肾病、肾动脉狭窄、醛固酮过多症、嗜铬细胞瘤和库欣综合症等疾病。

在上述原因中，循环系统和组织中RAAS的激活以及中枢或局部组织交感神经的过度活跃导致炎症因子的释放、氧化应激的启动并加快动脉硬化和动脉粥样硬化的发生和进展，加重血管结构和功能的异常，从而使增高的血压难以得到有效控制。研究显示，交感神经以及RAAS的活性增强及持续存在是难治性高血压的重要发病机制之一。

此外，肾脏局部交感神经过度激活是难治性高血压的发病基础以及重要的病理生理学机制之一。肾交感神经由传入纤维和传出纤维组成，肾交感神经传入纤维的过度激活可以增强中枢交感神经系统的活性，使全身交感神经活性亢进，肾上腺素释放增加，从而引起肾脏、心脏和血管等靶器官的结构和功能改变，致使血压升高。另一方面，肾交感神经传出纤维过度兴奋则可产生和分泌过多的去甲肾上腺素，使肾血管收缩，肾血流量减少，进而激活肾脏和全身RAAS，还使入球小动脉收缩强于出球小动脉，进而出现肾小球滤过率减少、水钠重吸收增多，同时，受刺激的颗粒细胞释放肾素，也进一步激活RAAS，引起高血压。

第三节　难治性高血压的治疗

难治性高血压是一种"心血管综合征"，难治性高血压患者也多伴有超重或肥胖、睡眠呼吸暂停综合征、糖尿病及慢性肾脏疾病等。因此需根据患者具体情况进行综合干预，制定个体化治疗措施。临床对难治性高血压治疗以药物治疗、有创介入治疗为主，中医药治疗、生活方式干预为辅。

一、药物治疗

药物选用原则包括停用干扰血压的药物，正确地使用利尿剂；注意合理联合用药（包括单片固定复方制剂），以达到最大降压效果和最小不良反应；在药物治疗中应尽量应用长效制剂，以有效控制夜间血压、晨峰血压以及清晨高血压，确保24小时持续降压效果；必须遵循个体化原则，根据患者具体情况和耐受性，选择适合患者的降压药物。

药物治疗，需联合3种或3种以上不同降压机制的药物，应选择长效或固定复方制剂以减少给药次数和片数，酌情将全天一次用药或分成早、晚服用，以控制全天血压。通常三药联合方案推荐ARB或ACEI+CCB+噻嗪类利尿剂，血压仍不能达标时可考虑加用螺内酯，或联合BB/AB阻滞剂，在此基础上血压仍不能达标，可考虑可乐定、利血平等中枢神经抑制药物作为联合方案的第五种降压药物的选择。在三联治疗方案中，药物剂量应为常规或双倍的可耐受剂量。在多药联合治疗的方案中，建议寻求疗效叠加、不良反应少、依从性高的方案，可由有经验的专科医师协助选择。

二、有创介入治疗

在对难治性高血压患者进行规范合理的强化治疗和干预后，仍有部分患者的血压控制未尽如人意，此种情况下可以根据患者情况考虑行肾动脉交感神经射频消融术、颈动脉窦刺激器和深部脑刺激治疗术。因为肾交感神经过度激活是高血压病发病和持续的重要病理生理基础，并且肾交感神经纤维进出肾脏的部位大都途经肾动脉主干外膜，这一解剖特点决定了肾动脉交感神经射频消融术可选择性地消融大部分肾交感神经纤维。通过在肾动脉插入射频导管，释放能量，并透过肾动脉的内、中膜，选择性毁坏外膜的部分肾交感神经纤维，从而达到降低肾交感神经活性的目的。

颈动脉窦存在压力感受器，接受来自血管的牵张信号，持续监测血压变化，可反射性调控交感、迷走神经功能。运用颈动脉窦刺激器，可通过减慢心率、降低心肌收缩力、舒张血管、增加尿钠排泄来调节血压。

深部脑刺激治疗术是结合三维影像，将刺激电极精确植入患者脑深部的靶点神经核团，电极产生的电脉冲刺激靶点神经核团，使患者的神经功能改善或恢复的方法。

三、中医药治疗

中医辨证论治在临床上获有良效，目前中医对于难治性高血压的证型分类较多，通过辨证论治而使用的中药汤剂、针灸疗法也较为丰富。

1.中药汤剂

邱保国认为难治性高血压发生的根本原因在于情志过极、饮食失调、内伤虚劳等，临床分型可分为肝阳上亢证、阴虚阳亢证、痰湿阻逆证、冲任失调证，可辨证分型使用中药。罗继红等就此临床经验进行总结，认为中医药治疗难治性高血压临床效果独特，可有效改善血压变化、血管结构和功能，控制血压。其次，一些医家根据临床实践采用不同的理法方药来论治难治性高血压，如王心东等在长期的医疗实践中，认为仲景书中原论肠痈之热毒内聚即是热积，血结肠中则为血瘀，脓肿腹痛实乃痰浊，此热积血瘀、痰浊相兼的病理基础，与难治性高血压的多元病因病机颇多一致，故在临床治疗中，联合西医降压药及加味大黄牡丹汤（牡丹皮30g、桃仁12g、大黄3g、瓜蒌仁30g、芒硝3g、赤芍15g、地龙15g、黄芩15g）治疗痰瘀热阻型难治性高血压，结果发现患者收缩压和（或）舒张压明显下降，西药服用数量减少后患者血压仍可维持。黄子床等收治难治性高血压患者100例，根据临床症候进行分型，其中肝阳上亢型（12例）、阴虚阳亢型（60例）、脏腑亏损型（10例）、痰浊内阻型（18例）。进行辨证施治，按照分组分别予以天麻钩藤饮或镇肝熄风汤、左归饮、右归饮、半夏白术天麻汤或温胆汤加减。结果提示本组100例经过治疗显效69例，显效率69%，有效26例，有效率26%，无效5例，总有效率95%，中药汤剂治疗效果显著。

2.针灸疗法

针灸是中医的重要组成部分，包括毫针针刺、眼针、穴位贴敷、穴位埋线、艾灸、耳穴压豆等干预方式，其在治疗难治性高血压方面，有明显的优势和特点。

李吉梅采用降压药物配合针刺辨证治疗难治性高血压25例。患者均在服用降压药的基础上加以针刺辨证治疗，其中针刺治疗方案为选取患者双侧曲池、合谷、内关、足三里为主穴，在辨证（肝阳上亢型、气血不足型、痰湿中阻型）的基础上加以配穴，每天1次，10天1个疗程，治疗周期共2个疗程。结果提示针刺疗法可有效控制血压、对于心功能及血脂也有一定调节作用，患者1个月后随诊各项指标稳定。

沈志坤等观察50例难治性高血压患者针刺足三里联合降压药物治疗的效果。对照组仅使用降压药物，治疗组在此基础上针刺双侧足三里穴，使用提插捻转泻法行针，留针时间为30分钟（每10分钟行针1次）。其中治疗组降压有效率为96%，大于对照组84%，治疗组降压幅度及症状疗效亦优于对照组，提示针刺联合降压药物治疗可改善患者临床症状，控制血压。

程岩岩对97例难治性高血压患者加用眼针刺激（针刺取穴脾区、胃区，肝火亢盛加肝区，阴虚阳亢、阴阳两虚加肝区、肾区）。程岩岩观察患者24小时动态血压情况、血压负荷和血压变异等情况。结果显示，总有效率为82.79%，血压达标率为80.65%。治疗8周后，患者24小时血压监测收缩压和舒张压水平及其血压负荷及血压变异性都明显低于治疗前（$P<0.05$），说明眼针针刺脾区、胃区配合基础药物治疗可以良好地控制难治性高血压患者的血压，从而减少血压过高对患者心脏、肾、脑等靶器官的损害。

田元生等通过观察90例难治性高血压患者。评价穴位埋线、耳压、敷贴疗法治疗该疾病的效果。其中患者随机分为西药组、外治组、综合组，每组各30

例，西药组服用基础降压药物、外治组采用穴位埋线、耳压、敷贴治疗，综合组为西药联合外治法，结果发现综合组降压情况优于西药组及外治组，提示综合治疗（西药联合中医疗法）可有效控制患者血压、改善患者症状。

林秋娥等以40例难治性高血压病患者为研究对象，在常规降压药物基础上加以吴茱萸散贴敷涌泉治疗难治性高血压并观察其疗效。结果提示患者加以贴敷法后临床疗效增加，不良反应减小，且此种方案操作简单，无创痛，患者依从性较高。

邓钰杰等将130例难治性原发性高血压肝阳上亢型患者分为治疗组和对照组，其中对照组选用常规降压药物治疗，治疗组在对照组药物使用基础上加以脐疗（药物组成：吴茱萸100g、龙胆草50g、朱砂15g、生龙骨50g、生牡蛎50g、臭梧桐30g），每天1次，结果示该疗法总体疗效较好，复发率较低，血压控制平稳，中医证候改善显著。

四、生活方式干预

纠正不良生活方式包括控制体重、健康饮食、适度锻炼、舒畅情志。

1.控制体重

身体质量指数维持在18.5~24kg/m^{2}之间，腰围男性<90cm，女性<85cm。

2.健康饮食

食物多样化，粗细搭配，营养平衡。每天摄入脂肪总量不超过总能量的30%，每天烹调油量控制在20~30g，摄入充足的多不饱和脂肪酸和适量的单不饱脂肪酸，每日膳食中胆固醇摄入量不超过300mg，摄入钾2~4g。戒烟限酒，严格限烟并避免被动吸烟，不饮酒或适量饮酒。

3.适度锻炼

每天中等强度活动30分钟左右，每周活动5~7天或150分钟以上。

4.舒畅情志

陶冶情操，调整心态，作息合理，精神放松，保持良好的心理健康状态。

第一节　开展高血压病健康知识普及

高血压病是危害身体健康的常见疾病，血压持续增高会引起心、脑、肾等靶器官损害，甚至会引发脑梗死、脑溢血、肾衰竭等危重疾病，因此一定要认真对待，积极防治。医生要及时与患者加强交流，耐心讲解高血压病有关的常识性知识，如发生高血压病的原因、高血压病的危险因素、高血压病的治疗方法及高血压病可能出现的各种并发症等。使患者能大致掌握高血压病的基础知识，积极采取正确的对策和措施，树立患者战胜疾病的自信心。

在日常生活中可结合非药物（改善生活方式）与药物（坚持规范用药）治疗等，加强高血压病患者的主动参与和自我保健意识。

一、定时监测血压宣教

血压是高血压病防治过程中的重要数据，加强高血压病患者定期监测血压的意识，可以早发现、早治疗，避免延误病情。定时监测血压，能够及时观察血压的变化，积极采取相应的措施，避免病情发展及突发事件的发生。此外，还可通过观察血压的变化，评价当前药物治疗方案，及时进行调整。医生应帮助患者树立定时监测血压的意识，指导患者如何监测血压。其中低危组高血压患者最好每月测量一次血压；中危组高血压患者至少每2~4周测量一次血压；高危及极高危组患者应当每周测量一次血压；住院患者应每天测量血压。

测量血压一般用电子血压计或者水银血压计，它们的使用方法略有不同，具体如下。

（1）电子血压计：患者测量前需在安静的环境状态下休息5~10分钟，测量前30分钟内禁止饮用茶水、咖啡、酒水等，以免影响血压监测结果。患者取坐位或者卧位，充分暴露上肢，上肢取伸直、轻度外展位，肘关节与心脏位于同一水平线上，电子血压计的袖带下缘离肘弯约2.5cm，再按照电子血压计说明书操作即可。

（2）水银血压计：测量前的相关注意事项及患者体位同电子血压计相同。两者不同区别在于后者戴好袖带后需将听诊器置于肱动脉搏动处（可提前触摸，确定肱动脉搏动处）。在测量的过程中注意听诊，首先逐渐向袖带内充气，在充气过程中听到肱动脉搏动消失后再升高20~30mmHg，缓慢放气，同时平视汞柱的表面，观察汞柱下降的数值，根据听诊结果读出血压值即可。

为确保测量结果，一般选择双侧上臂分别测量，即先测量左臂，再测右臂，并予以记录。连续测量三次，取其平均值。在测量过程中，需顾护患者情绪，避免患者出现屏气、紧张及焦虑等情况，如出现此类情况，应予以安慰或待患者情绪平稳后，再进行测量。

根据高血压病诊断标准，如患者在未使用降压药物的情况下，非同日3次测量血压，SBP $\geqslant$ 140mmHg，DBP正常或<90mmHg为单纯收缩期高血压；患者既往有高血压史，目前正在使用降压药物，血压虽然<140/90mmHg，应诊断为高血压病。患者在自测血压过程中如出现上述情况，则需就血压问题前往医院就诊，完善高血压病常规检查项目如尿常规检查、血生化检查和心电图等。高血压病专项检查，如24小时动态血压监测，其有助于判断患者血压升高的严重程度，了解血压昼夜节律，指导降压治疗，评价降压药物疗效，达到降低血压的目的。此外患者可根据具体病情，选择眼底、超声心动图、血电解质等检查。

二、高血压病用药宣教

高血压病的药物服用是一个长期过程，降压药物发挥作用需要时间积累，人体血压相应调整也需要周期。一般降压药物发挥的作用是在患者规律用药2~4周后出现，因此确定降压药物使用方案后，患者最好能坚持服用药物2~4周，若疗效不好或出现较大不良反应时应再做进一步调整。此外，高血压病的治疗是终生的，即使在血压得到控制并处于较理想的范围内，也不应停止降压药物的使用。降压药物治疗严格地讲并非"病因治疗"，服用后血压下降，说明选用药物对症有效，血压靠药物已得到控制，但绝不能认为高血压病已经"根治"。若随意停药，血压必然回升波动，损害心、脑、肾脏等脏器，甚至加大心血管疾病发生的概率，导致突发事件发生。当然，在血压稳定相当长一个阶段后，在医生指导下可适当调整药量，加强监测。

高血压病的发生与发展均与患者日常生活习惯联系紧密，因此健康的生活方式和合理用药对高血压病的控制起着决定性作用。在临床实践中，有大部分高血压病患者在经过住院系统治疗后，短期内能够遵循现有的治疗方案严格用药，且保持相对健康的生活方式，但随着血压控制逐渐向好，其对于高血压病的重视程度可能会出现一个逐渐降低的趋势，如出现日常用药的剂量减低、频次减少、服药时间不规律等，甚至出现擅自减药、停药的情况。此外，在日常生活中患者可能无法长期保持健康的生活习惯，这些原因对于血压的平稳控制是一个危险信号，因此需加强对高血压病患者的知识宣教。此外，还可对高血压病患者进行针对性的药学服务，如部分医疗组织机构安排临床药师进入社区，开展药学服务，向所有的高血压病患者普及科学用药的重要性，并根据患者个人情况予以对应的评估及用药指导，保证患者用药的安全性及合理性，提高患者用药质量及安全。

第二节　改善生活方式

改善生活方式，以往又称非药物治疗。《国家基层高血压防治管理指南2020版》建议对高血压病患者进行生活方式干预，主要干预内容包括限制钠盐、控制体重、不吸烟（戒烟并远离二手烟）、限制饮酒、规律锻炼、减轻精神压力、保持心态平衡，必要时可寻求专业的心理咨询，但生活方式的干预措施无法量化。《2016年欧洲心血管疾病预防的临床实践指南》强调，生活行为干预对中青年高血压病患者尤为重要，其可以帮助患者控制血压及延缓心血管疾病的发生、发展。相较于老年高血压病患者，中青年高血压病患者可进行较长时间、较高强度的体能训练，从而促进其身体机能，提高心肺功能及舒畅情绪。

改善生活方式不仅对防治高血压病有积极作用，而且能有效综合控制引起心脑血管病的危险因素的发生，因此改善生活方式是治疗轻型高血压病的首选疗法，治疗中、重度高血压病的基础疗法。调整情绪、合理饮食、适度运动是高血压病患者自我保健、改善生活方式的三大基石，配合中医药治疗高血压病的防治经验，可有效改善高血压病对患者造成的影响。

一、调整情绪

高血压病患者病程较长，且需要长期坚持服药，大多数患者可能会存在不同程度的心理情绪障碍，医护人员及其家庭成员要及时掌握患者心理状况，及时引入合理的心理疏导措施，尽快消除患者出现的不良情绪，帮助患者树立治愈的自信心。此外，要嘱咐患者在日常生活中保持心情舒畅、心态平衡，避免紧张、焦虑、激动、抑郁等一系列不良情绪反应，即负性情绪。过度的紧张或忧郁等情绪也会导致心跳加速、呼吸急促、血压升高等一系列症状，从而引起身体功能紊乱而罹患疾病，或导致原有疾病进一步加重。即负性情绪可能会引起血压波动甚至诱发心脑血管并发症，不利于高血压病的防治。

因此，高血压病患者可参加一些有利于身心健康的活动，如种花种草、养育宠物、欣赏音乐、学习书法绘画等。努力消除紧张因素、避免过度劳累、控制情绪波动、宁心怡神、保持乐观的心态，这些都是保证血压稳定的重要因素。

二、合理饮食

随着经济发展、生活改善，人们倾向于食用过多的动物性食品，这种"富裕型"的膳食提供的能量和脂肪过高而膳食纤维过低，不利于高血压病的防治。大多数患者低估了饮食疗法的重要性，事实上，它是高血压病治疗的基石。《黄帝内经》强调"食饮有节"，一是节制，控制每天摄入总量，强调三餐有时，摄入量要合理分配，一般早、中、晚餐的热量分别占每天摄入总热量的30%、40%和30%；二是调节，即结构调整，饮食应以清淡、低脂、低胆固醇及低热量食物为主，每日摄盐量应<6g，强调补充钾、钙，且严禁烟酒，避免摄入过多高热量、高脂肪的食物，避免能量过剩。稳定粮食供给，如保证蔬菜供应，调整肉类结构，"四条腿"（猪、牛、羊）少吃，"两条腿"（鸭肉）适量吃，没有腿（鱼）多吃。尽量"三少"，即少吃油脂、少吃含过多饱和脂肪的动物性食品、少吃含糖量较高食物。此外也有相关研究表明，某种食物具有降压作用。如祝之明等研究发现辣椒素可通过激活体温调节的降温通道，并通过排汗降低体温，从而在排汗中排出可能导致高血压的盐分。因此，在适当范围内食用含辣椒素的食物可有效改善血管功能并具有降血压的功效。辣椒素是辛辣食材中

的主要成分，含辣椒素最高的是尖椒，另外，咖喱、胡椒都含有较高的辣椒素。一些日常食物如生姜、葱及韭菜中也含有辣椒素。此外，牛磺酸能显著降低高血压病前期人群血压及改善代谢失衡。由于牛磺酸可致血浆同型半胱氨酸减少，使病变血管逐步恢复正常，降低血压。牛磺酸在哺乳动物的主要器官如心、肝、脑等及海鱼、贝壳中含量也非常丰富，但高血压合并肾损害的患者如要食用海鱼、贝壳类食物应当先咨询医生后再食用。此外，薄荷醇、咖啡因、姜黄素和人参皂苷Rb3等亦有较为优越的降压作用，高血压病患者在日常生活中可以适当食用上述食物。

三、适度运动

肥胖是高血压病发生的危险因素之一。通过适量的运动，可控制高血压病患者体重，但是，高血压病患者运动锻炼时要加强血压监测和自我保护，一般应从小运动量开始，适应后再逐步增加运动量，宜进行耐力性有氧运动，动作宜轻柔，节奏匀缓，尽量选择体位变化小且缓慢的锻炼项目，如散步、慢跑、登梯、医疗体操、游泳、骑自行车等，亦可选择我国传统的太极拳。中老年人及低中危组高血压病患者宜选择散步交替慢跑的锻炼方式。散步是最常见也是最易坚持的锻炼方式之一，但在锻炼中需注意维持相对稳定的运动量和运动强度，切勿忽快忽慢，而是尽量保持匀速。保持固定的锻炼时间，一般在下午或傍晚。此外，散步还需注意"大步走"，即每100米的距离男性用90~100步走完，女性用110~120步走完。当然，这需要根据个人实际身体情况及户外环境做出相应的个体化调整。

在进行运动量较大的锻炼时不宜屏气和过分用力，不宜进行低头和体位变化速度过快、幅度过大的运动和过度紧张、竞赛性较强的运动。

四、中医其他特色疗法

除上文所提及的针灸、太极拳等中医疗法外，中药足浴对高血压病也有辅助降压效果。一般可取怀牛膝、川芎药、天麻、钩藤、夏枯草、吴茱萸、肉桂各30g，混合加水煎煮后，冷却至适宜温度，足浴20分钟左右，每日1次。保健按摩也是辅助治疗高血压病的优势手段之一，高血压病患者可通过认识一些简单的降压穴位，在此类穴位上进行自我保健，也可寻求专业的推拿医生做一些治疗高血压病的推拿。如在双下肢足背部第1、第2跖骨间，跖骨结合部前方凹陷中有一个名为太冲的穴位，当患者自觉情绪不佳时可在此处进行按压，以局部有酸胀感为度，也可进行捏脊法疏通督脉，辅助降压，医生需将双手示指、中指在下，拇指伸直在上，其余两指自然弯曲，沿着患者的脊柱自上向下随捏、随拿、随推、随放，至骶骨而止，每次捏3~5次即可。高血压病患者也可进行适当刮痧，这对于辅助降压也有一定的效果。备好刮痧板及刮痧油，刮痧部位取膈俞至肝俞、风池至肩井。在需操作的穴位涂好适量刮痧油后从上至下刮拭，注意力度均匀，治疗时间一般为10~15分钟，不用过度刺激，出现痧点即可结束治疗。

此外，民间也有辅助降压的食疗偏方，如葛根粥、杞菊粥等。葛根粥需备葛根粉20g、粳米30g，先将粳米煮成稀粥，再用凉水将葛根粉稀释搅匀后倒入粥中，混合煮5分钟即可。杞菊粥需备熟地黄10g、枸杞子10g、菊花6g、粳米50g，将熟地黄、枸杞子武火煮沸，5分钟后放入菊花，再煮10分钟后去渣取汁，与粳米煮粥同食。除食疗外，药茶亦可辅助降压，如山楂菊花茶，取山楂15g、菊花9g，山楂切片后合菊花开水冲泡，饭后代茶饮。此药茶有助消化、扩张血管的作用，可降低血糖、血压，用于辅助治疗高血压病。

参考文献

［1］中国高血压防治指南修订委员会.中国高血压防治指南（2018年修订版）［J］.临床医学研究与实践，2019，4（5）：201.

［2］中国居民营养与慢性病状况报告（2015年）［M］.北京：人民卫生出版社，2015，21-28.

［3］WILLIAMS B，MANCIA G，SPIERING W，et al.2018 ESC/ESH guidelines for the management of arterial hype［J］.Eur Heart J，2018，39：3021.

［4］POULTER N R，PRABHAKARAN D，CAULFIELD M.Hypertension［J］.Lancet，2015，386：801.

［5］OLSEN M H，SPENCER S.A global perspective on hypertension：a lancet commission［J］.Lancet，2015，386：637.

［6］钟森，倪伟.西医内科学［M］.北京：人民卫生出版社，2016.

［7］杨宁，李玉明.《2019年英国国家卫生与临床优化研究所成人高血压诊断和管理指南》解读［J］.中国医学前沿杂志（电子版），2020，12（8）：74-77.

［8］刘力生.中国高血压防治指南2010［J］.中国医学前沿杂志（电子版），2011，3（5）：42-93.

［9］黄帝内经［M］.北京：人民卫生出版社，2013.

［10］张仲景.伤寒杂病论［M］.北京：人民卫生出版社，2007.

［11］皇甫谧，黄龙祥.针灸甲乙经［M］.北京：人民卫生出版社，2006.

［12］徐彦龙.《针灸甲乙经》治疗头痛的特点分析［J］.上海针灸杂志，2008，（9）：46-47.

［13］杨继州，黄龙祥.针灸大成［M］.北京：人民卫生出版社，2006.

［14］王陈妮，刘燕.《针灸大成》治疗头痛取穴规律研究［J］.甘肃中医药大学学报，2019，36（5）：71-76.

［15］张时彻.急救良方［M］.北京：中国古籍出版社，1987.

［16］（明）龚廷贤.种杏仙方 鲁府禁方［M］.北京：中医古籍出版社，1991.

［17］张子和.儒门事亲［M］.北京：人民卫生出版社，2005.

［18］王凌云.针刺风池治疗不同证型高血压病临床观察［J］.上海针灸杂志，2008，27（2）：1.

［19］瞿涛，陈邦国，张红星，等.针刺风池穴对高血压病降压疗效的临床研究［J］.湖北中医杂志，2009，31（10）：2.

［20］黄晋芬，韦翠娥，贺建平.针刺风池穴对原发性高血压的临床疗效观察［J］.中西医结合心脑血管病杂志，2007，5（11）：1130-1131.

［21］吴焕林，李晓庆，王侠.针刺太冲穴对65例肝阳上亢型高血压病患者的即时降压效应［J］.中医杂志，2008，49（7）：622.

［22］王侠，吴焕林，李晓庆.针刺太冲穴对动态血压的降压疗效观察［J］.新中医，2007，39（11）：21.

［23］张红星，张唐法，刘悦平.针刺曲池与药物即时降压的对比观察［J］.中国针灸，2001，21（1）：645-646.

［24］睢明河，王朝阳，马文珠.针刺曲池穴得气和捻转补泻手法对原发性高血压患者血压的影响［J］.中医药信息，2012，29（3）：87.

［25］彭静山.针刺降压十法［J］.中医药学报，1986，（2）：19-20.

［26］申鹏飞，卞金玲，孟志宏.捻转补法针刺人迎穴干预原发性高血压亚急症的效应观察［J］.上海针灸杂志，2010，29（2）：71.

［27］李振爽.头针治疗老年高血压病30例［J］.江苏中医药，2004，25（7）：40.

［28］丁玉梅，马晓勇.针刺太渊穴对58例原发性高血压患者降压效应临床观察［J］.南京中医药大学学报.2014，30（5）：489-491.

［29］陈建宇.针刺配合药物治疗老年性原发性高血压86例［J］.上海针灸杂志，2012，31（6）：427.

［30］贾雪梅，陈敬欢，郑梅兰.针灸治疗高血压46例的疗效观察［J］.齐齐哈尔医学院学报，2012，33（11）：1472-1473.

［31］邢孝民，王瑞臣，孙其伟.辨证取穴针刺对原发性高血压病患者血压及甲襞微循环的影响［J］.中国针灸.2011，31（4）：301-304.

［32］国家心血管病中心国家基本公共卫生服务项目基层高血压管理办公室，国家基层高血压管理专家委员会.国家基层高血压防治管理指南2020版［J］.中国循环杂志，2021，36（3）：209-220.

［33］陈思娇，刘道燕.高血压防治 科学证据解读［M］.北京：人民卫生出版社，2016.